AF285530

* Hoffnung *
Wege zum gesunden
* Leben *

Mit den Meridian-Energie-Techniken
nach Franke®
sowie
der Kraft und Macht der richtigen Worte und des
Denkens

Bibliografische Information der Deutschen Nationalbibliothek
Die Deutschen Nationalbibliothek verzeichnet diese Publikation in der Deutschen Nationalbiografie; detaillierte bibliografische Daten sind im Internet über http://dnb.d-nb.de abrufbar.

1.Auflage

Copyright © Uwe Arning 2008

Herstellung und Verlag: Books on Demand GmbH, Norderstedt

Lektorat: Johanna Zillmer
Umschlagsgestaltung : Uwe Arning, Björn Zillmer
                                        www.Logoerstellung.org
ISBN: 978-3-837-01521-8

Danksagung

Zu Beginn möchte ich allen danken, die es mir ermöglicht haben dieses Buch zu schreiben.

Hier ist vor allem meine Frau Silke zu nennen, die mich immer wieder neu inspiriert hat, meiner Trainerin Dagmar Lautenbach-Dinse, den Gründern des MET Rainer und Regina Franke, Björn Zillmer, dem Prisma Gesundheitsstudio, Johanna und Lars Zillmer, Pasquale Trotta, Ute Willprecht sowie meinen Klienten von denen ich die Genehmigung bekam Ihre Erfahrungen bei MET-Anwendungen für dieses Buch zu verwenden.

Besonders begrüßen möchte ich meine Tochter Finja, die am 15.Dezember 2007 das Licht der Welt erblickte.

Wenn Sie in Ihrem Leben was ändern wollen,
dann können nur Sie selber etwas tun.

Ich wünsche Ihnen viel Spaß beim Lesen
Und beim Ausprobieren von
neuen Erfahrungen in Ihrem Leben

Inhaltsverzeichnis:

Beispielsätze zu unterschiedlichen Klopfthemen

Die Kraft und Macht der richtigen Worte und des Denkens

Anhang

Vorwort

Ein juristisch notwendiger Hinweis

Das vorliegende Buch ist sorgfältig erarbeitet worden, dennoch erfolgen alle Angaben ohne Gewähr. Dieses Buch informiert über die Entdeckung von Selbstheilungsprozessen. Die hier dargestellten Zusammenhänge zwischen Lebenshaltung und Krankheit bzw. Heilung dienen der Selbsterkenntnis und Erweiterung des Bewusstseins. Sie können jedoch weder eine korrekte medizinische Diagnose noch eine entsprechende Behandlung ersetzen, für die im Bedarfsfall eine qualifizierte Fachperson aufgesucht werden muss. Autor und Verlag übernehmen keine Haftung für Schäden jeglicher Art, die durch die Nutzung der Buchinhalte und die Missachtung dieses Hinweises entstehen sollten.

Einführung

Bevor Sie dieses Buch lesen, möchte ich Ihnen sagen, was mir am Herzen liegt.

Es ist mir wichtig alle Religionen zu respektieren und zu akzeptieren, welche im Sinne der Menschheit existieren. Also die Religionen, die andere Religionen neben sich erlauben.

Denn nur so ist ein Wechsel im Bewusstsein möglich, um Frieden in allen Völkern und unter allen Menschen zu erreichen..

Es spielt also keine Rolle, ob ich zu Gott (Jesus, Universum, Höchste Quelle... usw.) bete.

Einzig der Glaube, an das Göttliche in einem Selber ist entscheidend.

Denn das << Böse >> gibt es eigentlich nicht. Gott hat uns den freien Willen gegeben, deswegen sind wir auch für das verantwortlich, was wir tun und machen im Leben. Wir dürfen nie anderen die Schuld für das geben was wir jetzt sind.

In diesem Sinne habe ich auch dieses Buch geschrieben,

denn ich bin verantwortlich für die Zeilen und Gedanken alles Geschriebene, auch wenn ich zum Schreiben die Engel und andere Lichtwesen immer um Mithilfe gebeten habe.

Meine eigene Erkrankung

Um ein Buch über Hoffnung und Wege zum gesunden Leben schreiben zu können, ist es wohl leider unabdingbar gewesen, krank zu werden.

Schade, dass man erst sein Leben ändert wenn etwas im Leben passiert.

In meinem Leben war dies im Jahr 2000.

Direkt an dem Tag meines Geburtstages hatte ich von Heute auf Morgen eine Halbseitenlähmung der rechten Gesichtshälfte und teilweise auch der ganzen rechten Körperseite.

Ich wollte eigentlich nur ein Stück Kuchen zu mir nehmen. Dabei bekam ich kurzfristig eine Kiefersperre. Nach einigen Minuten war diese aber wieder weg und ich habe mir nichts dabei gedacht.

Wunderte mich nur, als ich abends in der Disco meinen Geburtstag feierte, dass ich beim Trinken immer kleckerte.

Erst am nächsten Tag merkte ich im Spiegel, dass ich meine rechte Gesichtshälfte nicht mehr bewegen konnte. Selbst mein Auge konnte ich nicht mehr schließen. Ausserdem bemerkte ich auch im rechten Arm eine gewisse Schwäche.

Daraufhin bin ich ins Krankenhaus gefahren.

Nach vielen unterschiedlichen Untersuchungen war aber keine Ursache auszumachen.

Nun war die Folge davon, das ich extreme Ängste bekam.

Da ich nun in einem Krankenhaus war und keine Ursache bisher gefunden wurde, hatte ich Angst einzuschlafen und nicht mehr aufzuwachen, dadurch bekam ich auch Angst vor

Schlafmitteln oder anderen Medikamenten. Weil ich mich wach halten wollte, machte ich alle möglichen Sachen. Ich bin dann aber meistens doch vor Erschöpfung eingeschlafen.

Ich stellte mir am Radio ständig neue Sender ein. Bei einem Sender lief klassik Musik, was mich ein bisschen beruhigte. Hier war ein Thema über das Beten. Eigentlich hatte ich mit Beten und Kirche nicht viel am Hut (Bin genauso wie viele Menschen oft nur zu Weihnachten in die Kirche gegangen).

Aber ich hörte gespannt zu. Es wurde berichtet, was alles durch Beten bereits erreicht wurde, auch wenn man keiner bestimmten Religion angehörte.

Da ich Zeit im Krankenhaus hatte und ich nichts zu verlieren hatte, begann ich einfach zu beten, mit dem was mir gerade einfiel. Durch die Musik und das Beten bin ich das erste mal entspannt eingeschlafen.

Diesen Sender schaltete ich die nächsten Tage immer ein.

Nach einer Woche habe ich bei der Visite des Chefarztes gebeten, mich auf eigenen Wunsch zu entlassen.

Bisher waren keine Besserungen erkennbar.

Ich wollte nun nach alternativen Heilmethoden neben dem Beten suchen, weil das Beten mir wieder Kraft und Hoffnung gab.

Wie ich es geschafft habe mich gesund zu bekommen und was Sie für sich tun können, erfahren sie in diesem Buch.

Alternative Heilmethoden

Nachdem ich aus dem Krankenhaus heraus war, habe ich beschlossen, meine Gesundheit selber in die Hand zu nehmen. Ich suchte also nach Alternativen.

Zu dem Zeitpunkt als ich die Lähmung bekam, war ich gerade seit vier Monaten in einer Heilpraktikerausbildung, welche ich dadurch unterbrechen musste. Doch ich nutzte natürlich die Kontakte und das Ambulatorium dieser Schule.

Zuerst wurde ich homöopathisch behandelt, wodurch sich eine Besserung auf psychischer Basis einstellte.

Parallel bin ich kurz in eine psychotherapeutische Behandlung gegangen, auf Anraten der Klinikärzte (Deswegen wurde die vorzeitige Entlassung aus dem Krankenhaus genehmigt).

Nach drei Sitzungen wurde dies eingestellt, da hier nichts zu finden war. Besser gesagt ich habe es eingestellt, da ich mich gefragt habe wer hier wenn therapiert.

Warum ich das schreibe ist ganz einfach, da in

der Gesprächstherapie mehr und mehr die Probleme meiner Therapeutin, als die meinen besprochen wurden.

Um es aber von vorn herein zu sagen, es ist für mich weiterhin wichtig, egal welche alternativen Methoden gewählt werden, dies immer von einem Arzt / Ärztin bzw. anderen qualifizierten Therapeuten und Heilpraktiker/in abklären und begleiten zu lassen. (Das habe ich auch durch die Heilpraktikerschule gemacht). Mein Wunsch und Ziel ist, dass Ärzte mit alternativen << Heilern >>, << Therapeuten >>... usw. in Zukunft mehr zusammenarbeiten, auch wenn dies den Ärzten laut Gesetzt zur Zeit noch verboten ist.

Als ich mit der Homöopathie schon Teilerfolge erzielt hatte, wurde mir ein Geistheiler in Hamburg empfohlen.

Dieser Geistheiler war 88 Jahre alt.

Ich gebe es offen und ehrlich zu, dass ich zu einem Jüngeren nicht hingegangen wäre.

Nun mal ehrlich, wenn Sie etwas haben was nicht zu erklären ist, würden Sie zu einem Geistheiler gehen?

Dachte mir, um es einmal in e modernem saloppen Deutsch auszudrücken, << Der wird nicht mehr Geldgeil und auf Abzocke aus sein .>>

Dies war halt mein Glaube und die Skepsis, die ich vor solchen Heilmethoden hatte. (Heute weiß ich, dass dies nur Vorurteile waren).

Ich habe gelernt, dass es keine Rolle spielt wie alt ein Mensch sein muss, wenn dieser besondere Fähigkeiten hat. (Jeder Mensch hat besondere Gaben). Also, wie gesagt bin ich trotz meiner Skepsis zu diesem Geistheiler gegangen. Warum nicht ausprobieren, denn das Beten hat mir ja auch geholfen. Also ging ich hin. In der Wohnung dieses alten Mannes saß ich mit ihm

am Wohnzimmertisch. Ich erzählte ihm noch mal wie und seit wann die Lähmung begann.

Wir redeten sehr viel, er mehr als ich. Zwischendurch stand er auf und machte einige Ausstreichungen in der Aura. Ich sollte einige Punkte am Körper länger halten. Währenddessen erzählte er mir ganz viel von früher.

Meine ersten Gedanken waren << wie soll das Reden und das bisschen Ausstreichen helfen.>>

Nach drei Stunden, welche mir vorkamen wie nur eine sagte er: << Für heute ist es genug, wir brauchen noch 2 Sitzungen .>>

Ich war genau drei mal für 3-4 Std. bei Ihm, was mich insgesamt 90,- Euro gekostet hat.

Wenn jemand gesundheitliche Probleme hat, greift dieser oft nach jedem Strohhalm, was aber leider mit manchmal hohen Kosten verbunden ist.

Ich sage auf diesem Weg nochmals Danke, das er diesen geringen Betrag verlangt hat, was mir gezeigt hat, das auch Menschen, mit für mich unglaublichen Fähigkeiten, ehrlich sind und sich wirklich um das Wohl Anderer kümmern, ohne diese auszunehmen.

Erst jetzt erkenne ich, dass es für mich in Ordnung ist, pro Sitzung
zwischen 90 und 150 Euro zu bezahlen, bei den Methoden welche
dauerhaft helfen bzw. helfen können.
Sie wollen wissen was in den 3 Sitzungen innerhalb von 30 Tagen
heraus kam?
Sie würden mir kaum glauben, aber meine Lähmungen waren
vollkommen verschwunden.
Ich finde es faszinierend, auf welchem Weg mich das Beten ge-
bracht hat.
Was es für unterschiedliche Gebete gibt, davon werden Sie einen
kleinen Teil in diesem Buch kennenlernen.

Die Macht der Emotionen

Welche Kraft haben Emotionen? Aus meiner Sicht haben sie eine
immense Macht.
Denke ich etwas positives, passiert Positives.
Denke ich etwas negatives, geschieht Negatives.
Ein Beispiel ist meine Angst, dass alles wieder kommt. Die Angst
wurde von mir verdrängt. Etwas, das verdrängt wird, kommt mit
größerem Druck zurück. Und so war es auch bei mir.
Um es noch mal anders zu beschreiben, wenn ich eine Angst, aber
auch eine andere Emotionen wie z.B. Wut, Hass, Eifersucht,
Schuldgefühle, Neid usw. habe, richtet diese negative Emotion,
bei Nichtauflösen, sich immer gegen einen selbst.
Fangen Sie an Ihre negativen Emotionen und auch Glaubenssätze
aufzulösen.
Wie soll ich das denn machen, werden Sie sich fragen.
Es gibt heute viele Möglichkeiten.

Die besten Methoden die ich bisher kennen gelernt habe sind die Meridian-Energie-Techniken nach Franke® (Als Abkürzung werde ich in diesem Buch das Kürzel **MET** verwenden) und EFT (Emotional Freedom Techniques.) In diesem Buch werde ich aber nur über die Meridian-Energie-Techniken schreiben.

Was ist MET

Die Meridian-Energie-Techniken nach Franke® (MET nach Franke®) sind eine psychologische Version der Akupunktur ohne Nadeln, bei der bestimmte Meridianpunkte mit den Fingerspitzen leicht beklopft werden. Dadurch wird eine Befreiung von Ängsten, Ärger, Phobien, Stress und anderen emotionalen Themen sowie Traumata und deren Nachwirkungen dauerhaft ermöglicht.
Die Meridian - Energie - Techniken nach Franke® wurden begründet von Rainer und Regina Franke und basieren auf der TFT (Thought Field Therapie) nach Dr. Callahan und der Gestalttherapie nach F.Perls. Dr. Callahan erkannte, dass die Ursache für jedes belastende Gefühl eine Unterbrechung im Energiesystem des Körpers ist. Vor etwa 20 Jahren hat der klinische Psychologe Dr. Roger Callahan, eine bahnbrechende Erfahrung mit einer seiner angstgestörten Patientinnen gemacht. Er konnte dieser Frau durch ein sanftes Beklopfen eines bestimmten Akupunkturpunktes helfen, ihre panische Angst vor Wasser endgültig hinter sich zu lassen.

Diese Frau, der schon der Anblick von Wasserpfützen heftigste Probleme bereitete, genießt heute Kreuzfahrten!

Mit MET werden genau diese Unterbrechungen oder Blockaden des Energiesystems (Meridiansystem) beklopft und aufgelöst.

MET nach Franke® ist ein Verfahren, bei welchem durch sanftes Beklopfen bestimmter Meridianpunkte energetische Blockaden dauerhaft aufgelöst werden.

Anwendungsgebiete sind wie ich schon sagte Ängste, Ärger, Traumata, Frustrationen, Stress, Schlafstörungen, Schuldgefühle, Burn out und vor allem ist MET nach Franke® nicht nur eine ideale Ergänzung für jedes therapeutische Verfahren, sondern eignet sich ebenso zur Selbstanwendung durch Laien und Kinder.

Meridian-Energie-Techniken nach Franke®, kurz MET ist eine Verbindung von modernsten psychotherapeutischen Erkenntnissen und dem tausend Jahre alten Wissen der Chinesen um das Beklopfen der Meridianpunkte. Um ein bestehendes Problem aufzulösen, werden bestimmte Meridianpunkte mit den Fingerspitzen beklopft. Dieses sorgt für einen Harmonisierungseffekt auf die Meridiane. Das Besondere an dieser Technik ist, dass sie jeder erlernen und sich dann in Bezug auf seine alltäglichen Probleme selber behandeln kann (z. B. bei Ärger, Wut, Verzweiflung, Eifersucht, Stress usw). Tieferliegende körperliche und psychische Probleme sowie Traumata und Sucht bedürfen der Begleitung durch einen erfahrenen MET-Therapeuten®.

Seine Wurzeln hat MET in der Gestalttherapie nach Fritz und Laura Perls. Es dient vor allem der Selbsterfahrung, der Erweiterung des Bewusstseins sowie der Persönlichkeitsentwicklung.

Eine wundervolle Methode, um anderen und sich selbst schnell und in der Regel dauerhaft zu helfen. << Sich selbst helfen >>, ist sehr ernst gemeint. Diese Technik ist für die meisten Menschen durch mehrmalige Behandlungen selbst nachvollziehbar und kann in Seminaren erlernt werden, die von der << Franke2 Die Akademie S.L >> angeboten werden.

MET nach Franke® darf ärztliche Diagnose und Therapie nicht ersetzen, kann sie aber unterstützen und sinnvoll ergänzen.

Ich lernte die Technik zum Auflösen negativer Emotionen mit MET

Es ging mir also körperlich wieder sehr gut, doch durch die Ängste bei mir, hatte ich psychische und auch wieder körperliche Probleme bekommen.

Durch die Angst, dass alles wieder kommt, stellten sich Panikattacken ein, sowie eine Fall und Gangstörung. Ich bin nie gefallen, hatte aber immer das Gefühl gleich hinzufallen.

Da ich jetzt um die Kraft des Betens wusste, betete ich folgendes, << Lieber Gott, bitte hilf mir aus dieser Phase meiner Angst und Panikattacken, zeige mir einen Weg heraus, bitte gib mir eine Antwort >>

Was nun geschah ließ mich wieder am Beten zweifeln.

Während ich nun diese neuen anderen Symptome hatte, bin ich wieder weiter in die Heilpraktikerschule gegangen.

Als ich dann durch die Heilpraktikerprüfung fiel,

war ich schockiert und frustriert. Das kann doch nicht sein, das ist doch nicht die Antwort auf meine Gebete!

Aber wie komisch es auch klingt, es war die Antwort.

Dadurch, dass ich durch die Überprüfung gefallen bin, begab ich mich durch die moderne Technik, also über das Internet, auf die Suche zum Bearbeiten und Lösen von Ängsten, Lernblockaden (dachte, dass ich sie hätte) sowie Prüfungsangst.

Ich fand einen Hinweis, dass es in einem Gesundheitsstudio in Husum ein Infoabend über eine Meridian-Energie-Technik nach Franke® geben sollte.

Mit dieser Technik sollen sich angeblich Ängste, Phobien, aber auch Lernblockaden durch leichtes Beklopfen von Meridianpunkten in Minuten auflösen lassen.

Dies habe ich jedoch für Quatsch gehalten, denn wenn es so etwas gibt, warum machen es dann nicht viel mehr Menschen wie zum Beispiel Ärzte, Heilpraktiker usw.

<<Was hätten Sie jetzt an meiner Stelle gemacht, hätten Sie es versucht?>>

Gar nicht so leicht.

Auch wenn ich dem Ganzen nicht traute und sehr skeptisch war, habe ich mich zu diesem Infoabend und dem folgendem Grundseminar angemeldet.

Was hatte ich zu verlieren, es konnte ja nicht schlimmer werden.

Außerdem hatte das Beten und der Geistheiler, wo ich genauso skeptisch war, mir auch geholfen.

Das, was ich in diesem Seminar erlebte, ist eigentlich kaum in Worte zu fassen.

Doch ich werde es versuchen.

Es ist auch schwer zu glauben, wenn man es nicht selber erlebt hat. Dieses Seminar ging über 2 Tage.

Bereits zu Anfang ging es darum, dass jeder Teilnehmer sich eine Angst oder auch Wut, die einen bewegte, heraussuchen sollte.

Auf einer Skala von Null bis Zehn sollten wir die momentane Emotion einschätzen. Null bedeutete, dass die Emotion nicht mehr vorhanden war und Zehn, also das Maximum, bedeutete die höchste empfundene Grenze der Emotion. Danach machten alle eine Atemausgleichsübung, mit anschließendem Beklopfen der Thymusdrüse.

Während des Beklopfens der Thymusdrüse wurden wir gebeten folgenden Satz sieben mal laut zu sprechen.

<< Ich liebe und glaube, vertraue, bin dankbar und mutig! >>

Das fand ich ganz schön komisch, aber ich machte mit, mal schauen was noch kommt.

Jetzt sollte ein Punkt im Herzbereich im Uhrzeigersinn sanft massiert werden.

Während der leichten kreisenden Bewegung,

sprach jeder zu seinem Thema folgenden Satz drei mal:

<< Obwohl ich Angst vor ... habe, liebe und akzeptiere ich mich so wie ich bin! >>

Danach drei mal:

<< Obwohl ich es nicht verdient habe, diese Angst zu verlieren, liebe und akzeptiere ich mich so wie ich bin. <

Nun wurden 14 Meridianpunkte (so wurden sie genannt) am Körper leicht geklopft und die ganze Zeit wurde das Thema wie ein Leierkasten gesprochen.

<< Meine Angst vor ... , Meine Angst vor ... usw. >>

Nach dem Beenden des Klopfens, kamen Augenbewegungen mit anschließendem Summen, Zählen und wieder Summen.

Es war schon recht eigenartig, aber das Thema, welches ich mir ausgesucht hatte war auf null (Also keine Emotion mehr). Ich hatte keine Angst oder Wut geklopft, sondern meine Nervosität.

<< War bestimmt nur Zufall, dachte ich mir. >>

Alle anderen Teilnehmer sagten, dass ihr Thema auch weg sei.

Das glaubte ich nicht, dass war garnicht möglich.

Da meine Skepsis immer noch sehr groß war, habe ich mich auch nicht als erster gemeldet, als Freiwillige zur weiteren Demonstration gesucht wurden.

Ich habe so getan, als ob ich kein Problem mehr hätte.

Doch nach und nach wich die Skepsis, denn das Unglaubliche in diesem Seminar ging weiter.

Eine Frau meldete sich und sagte sie hätte Höhenangst.

Bei der Frau wurden ein paar unterschiedliche Sätze geklopft und nach ca. 20 Minuten sagte sie, das sie keine Angst mehr habe

Da auf der anderen Straßenseite ein Hotel war, welches ein Treppenhaus aus Glas hatte, wo auch in der Mitte tief nach unten geschaut werden konnte, war dies ja gleich zu testen.

Jetzt war ich gespannt.

Ich ging natürlich mit rüber ins Treppenhaus, das wollte ich live sehen. Zu meinem großen Erstaunen ging die Frau leicht und locker das Treppenhaus rauf und runter. Ihre Angst war weg.

<< Das gibst doch gar nicht >>, sagte die Frau.

Als noch 2 weitere Personen innerhalb weniger Minuten ihre Angst vor einer bestimmten Sache verloren, habe ich meine Skepsis vollkommen abgelegt.

Als ich meinen Zeigefinger zum Melden hob, klopfte mein Herz ganz laut.

Die Dozentin sah meinen leicht erhoben Finger und fragte mich nach meiner Angst. << Na ja >>, sagte ich.

<< Zuerst meine Angst vor Leuten zu sprechen .>>

Nun machte ich alle Übungen, welche ich vorhin schon geschrieben habe noch mal. Während sie bei mir
die Meridianpunkte klopfte, sagte ich ständig laut den Satz.

<< Meine Angst vor Leuten zu sprechen >> und << Meine Angst was falsches zu sagen. >> Auf einmal wurde ich ganz ruhig und das laute Herzklopfen war auch weg.

Ich habe leise zu mir gesagt: << Das ist ja der Wahnsinn. >>

Als alle Teilnehmer einmal an der Reihe waren, bekamen wir den Auftrag eine Liste zu erstellen mit all dem was uns belastet und einfällt. Mindestens 30 Sätze sollten wir formulieren.

Das hörte sich viel an, aber selbst die Teilnehmer die gesagt hatten, dass sie kaum Probleme wüssten, waren nach dreißig Minuten (Zeitvorgabe) bei mehr als 40 Themen.

Mit der Hilfe der Trainerin / Ausbilderin wurden an diesem Wochenende die Listen soweit abgearbeitet, wie es die Zeit zu ließ.

Am Sonntagabend war ich wieder zu Hause und ich war ein anderer Mensch.
Glücklicher und zufriedener, denn je !!!

MET-Therapeut®

Im Laufe eines Lebens erlebt fast jeder Mensch eine Menge von Ängsten und Sorgen sowie eventuell Krankheiten welche auf Dauer zu scheinen bleiben.
Meine Liste war auch sehr lang und ich habe mehr als einhundert Sätze auf meiner Liste gehabt und abgearbeitet.
Die Begeisterung nach dem Seminar und das Abarbeiten der Liste war natürlich sehr groß. Ich erzählte anderen Leuten von dieser Technik und was ich alles erlebt hatte und wie gut es mir ging.
Doch die meisten begegneten mir mit der gleichen Skepsis die ich vorher hatte. Dies bremste ein bisschen meine Euphorie. Denn selbst in der eigene Familie wurde diese Technik für esoterischen Quatsch gehalten. Aber ich hatte es ja am eigenem Leibe erfahren und deshalb entschloss ich mich, eine Ausbildung in dieser Richtung zu machen.
Denn ich hatte nun meine Lebensaufgabe gefunden. Das Gute weiterzugeben, was mir zuteil wurde.
Dies ist auch der Grund, warum ich dieses Buch schreibe.
Es gibt schon einige Bücher über Meridian-Energie-Techniken nach Franke®, doch wollte ich ein Buch aus der Sicht eines

ehemaligen Patienten, bis hin zum Wandel, selber anderen Menschen als Therapeut helfen zu können und zu dürfen.

Da diese Technik auch sehr gut für Selbstanwender ist, sollte dieses in das tägliche Tagesprogramm aufgenommen werden. Ich habe es mit großem Erfolg gemacht und mache es natürlich immer noch.
Denn gerade bei größeren Erkrankungen ist es natürlich nicht immer mit ein oder zwei Sitzungen getan. Sie müssen täglich an sich arbeiten.

Achtung:

Ich möchte Sie um eins bitten und nochmals darauf hinweisen, das eine MET-Anwendung keine ärztliche Behandlung und Diagnose ersetzen kann und darf, aber ergänzen.
Nicht dass Sie jetzt denken << Wow >> ich klopfe jetzt meinen Krebs weg und brauche keinen Arzt mehr. Bitte klopfen Sie bei schweren Erkrankungen immer in Begleitung eines/einer Arztes/Ärztin oder Heilpraktiker/Heilpraktikerin.
Es gibt durch die Verbreitung dieser Technik auch einige Ärzte und Heilpraktiker, welche die Klopftechnik anwenden. Adressen finden Sie auf der Internetseite der Meridian-Energie-Techniken[1] finden.

Im Anhang des Buches sind nochmals Literaturhinweise sowie die Emailadresse der <<Franke2 Die Akademie S.L>> und Postanschrift.

---

[1] www.Franke-met.com

Ich selber bin jetzt MET-Therapeut® und Heilpraktiker für Psychotherapie sowie Reiki – Lehrer und habe in Kombination mit Gebeten mein Leben in ein positiv und glückliches Leben verändern können.

Erfahrungsbericht

Meine Ausbildung zum MET-Therapeuten® hatte ich nach 2 Jahren erfolgreich abgeschlossen.
Nun habe ich eine eigene Praxis für energetische Anwendung, in der ich den Menschen helfe ihren Weg aus der Angst, den Sorgen, der Trauer, dem Trauma usw.. zu finden.
Wieso bringe ich einen Erfahrungsbericht aus meiner Praxis? Um Ihnen zu zeigen, das MET bei fast allem helfen kann.
Einen Satz von Paracelsus[2] finde ich sehr gut.
<< Nicht alle Menschen sind heilbar, aber alle Krankheiten.>>
(Dies ist ein Zitat und keine Heilaussage.)
Diesen Satz hatte ich Anfangs nicht glauben können, doch ich habe andere Erfahrungen gemacht.

Ein Fall aus meiner Praxis:
Eine Frau kam zu mir, wegen Rückenschmerzen, welche durch sämtliche Therapien keine Besserung zeigte. Es konnte auch keine Ursache gefunden werden.
Voller Euphorie wendete ich MET an. Und es passierte nichts.
Es gab also auch mit MET keine Besserung.
Also dachte ich: << Na ja, hier ist wohl die Grenze von MET.>>

---

[2] Paracelsus, Philippus Theophrastus Bombastus von Hohenheim (1493-1541), Arzt und Alchimist

Nach ca. 3 Monaten kam die Klientin wieder und sagte, Sie wolle es noch einmal versuchen .

Nach weniger als 30 Minuten waren die Rückenschmerzen weg.

Ich war sehr erstaunt, weil ich dies nicht verstand.

<< Können sie sich das erklären, warum es diesmal so schnell ging ? >> , << Ja >>, sagte sie.

Wieso, hat sich etwas in ihrem Leben geändert?

Sie sagte, << Ich habe jetzt meine Rente durch .>>

Dieses Beispiel zeigt, das in dem Satz von Paracelsus ein großer Funken Wahrheit steckt.

Leider habe ich auch feststellen müssen, das es auch bei älteren Menschen oft Gründe gibt, eine Krankheit oder ein Leiden zu behalten, weil es gebraucht wird.

Würden sie gesund werden, hätten sie zum Beispiel beim sogenannten Kaffeeklatsch gar nichts mehr über Ihre Leiden zu erzählen. Hier entsteht die Angst, nicht mehr dazu zu gehören.

Oder die Angst, wenn sie gesund seien, würden vielleicht die Kinder oder Enkelkinder nicht vorbei kommen, um nach Ihnen zu sehen. „Sie kommen nicht zu Besuch, weil es mir doch gut geht und sorgen sich nicht", scheinen einige Leute zu denken.

Wie ich schon am Anfang geschrieben habe, sorgt diese Angst oft dafür, das keine Gesundheit eintreten kann. Und wenn die Gesundheit eintritt, bewahrheitet sich das, wovor sie Angst hatten.

Sie müssen diese Angst auflösen. Ihre Kinder und Enkelkinder werden Sie genauso oft oder sogar öfter besuchen, weil die Angst weg ist. Sie kommen , weil sie Sie lieben .

Um diese Angst aufzulösen, können Sie die Meridian-Energie-Techniken nach Franke® nutzen.

Diese Techniken sind altersunabhängig.

Sie haben die Möglichkeit alles Belastende aufzulösen. Ihre Trauer, Traumata, Angst vor dem alleine sein, Angst nicht geliebt zu
werden usw...

Einen kurzen Fall, welchen ich Ihnen noch schildern möchte, war
einer meiner ersten als MET-Therapeut®:

Ein 63 Jahre alte Frau kam am Stock in meine damalige Praxis in
Husum.

Sie hatte seit 20 Jahren Hüftschmerzen, welche seit der Hüftope-
ration bestanden.

Die Schmerzmittel zeigten auch kaum noch ihre Wirkung, doch
die Ärzte konnten nichts machen, da an der Hüfte nach der Opera-
tion nichts gefunden werden konnte, was diesen Schmerz auslöst.

Ich klopfte bei ihr mit den Meridian-Energie-Techniken nach
Franke® folgende Sätze.

<< Meine stechenden Hüftschmerzen >>

<< Mein Sauer sein auf die Ärzte >>

<< Mein Glaube, das ich mit den Schmerzen leben muss >>

<< Meine Traurigkeit, meinen Job aufgeben zu müssen >>

und noch ein paar andere Sätze.

Nach 50 Minuten sagte sie, << die Schmerzen sind weg .>>

Sie ging in dem Raum hin und her und suchte den Schmerz. Das
liegt am Unterbewusstsein, das nicht versteht, wie ein Schmerz,
welcher 20 Jahre besteht, nach nur 50 Minuten weg sein soll.

Als die Frau gegangen war musste ich ihr nachlaufen, denn sie
hatte ihren Stock vergessen!

Diese Frau hatte diese Schmerzen nur aus dem Grund, weil sie
Angst hatte, das ihr Sohn dann nicht mehr vorbei kommt.

Ich könnte Ihnen noch viele ähnliche weitere Beispiele aus der
Praxis bringen, doch hier gibt es für mich schon sehr gute Bücher,
welche weitere Beispiele zeigen und im Anhang gelistet sind..

Vom den Begründern des MET (Rainer und Regina Franke)

Muss ich an MET glauben?

Die Frage, die Sie sich jetzt vielleicht stellen, ist vermutlich:
<< Muss ich an diese Technik glauben, damit sie bei mir wirkt? >> oder << Ist es wichtig an diese Technik zu glauben? >>
Diese Frage kann ich mit Nein beantworten. Es ist nicht wichtig an MET zu glauben.
Aber der Glaube an MET oder vor allem an das Gesundwerden, sowie der Glaube an egal was, kann jedoch Berge versetzen und alles beschleunigen, was Sie glauben.
Es ist auch sehr gut eine gewisse Portion Skepsis jeder Art vor alternativen Heiltechniken mitbringen, das sollen Sie sogar. Ich glaube auch nicht alles, aber meine Erkrankung hat mich einige Sachen ausprobieren lassen. Hier habe ich festgestellt, das fast alle ehrlich sind.
Wieso sind die meisten ehrlich?
Diese Frage hat mir der Geistheiler, bei dem ich war beantwortet, und es klang für mich sehr logisch.
Er hat mir folgendes gesagt: << *Bevor ich ihnen zugesagt habe, das ich sie wegen ihrer Lähmung zu mir kommen lasse, testete ich dies zuerst mit einem Pendel aus, ob ich bei ihnen Erfolg habe. Dies empfehle ich auch in anderen „Heilberufen" ähnlich zu machen.*
Der Grund ist, falls ich einen Klienten mit meiner Methode nicht gesund bekomme, muss ich 100 Menschen wieder gesund machen, um meinen Ruf wiederherzustellen.
Habe ich keinen Erfolg, spricht sich dies schneller herum, als wenn ich Erfolg habe. >>

Dieses sind auch meine Erfahrungen, welche ich nun auch schon gemacht habe.

Noch etwas aus meiner Sicht ist sehr wichtig, Menschen die sich für alternative Medizin entschieden haben, erwarten oft sofort Heilung. (Beim Arzt bekomme ich ja auch eine Pille und alles ist in Ordnung). Aber diese Pillen sind leider dann oft auf Dauer zu nehmen, ohne jetzt alle Nebenwirkungen zu nennen. Es kann bei der alternativen Medizin auch einige Monate dauern, doch ist hier die Chance größer, dass die Heilung oder Linderung fast immer von Dauer und mit weniger bzw. kaum Nebenwirkungen zu rechnen ist. Ich bitte alle Personen, Arzt/Ärztin, Heilpraktiker/Heilpraktikerin usw.

kennen Sie Ihre Grenzen und seien Sie ehrlich zum Klienten. Sagen Sie mutig, das traue ich mir nicht zu oder hier habe ich keine Erfahrungen.

Den Patienten empfehle ich, unterschiedliche Methoden zu testen, bis die Richtige dabei ist. Eine Methode oder Technik, welche bei einem 100 prozentig anschlägt, muss aber nicht für den anderen zutreffen.

Mit diesem Buch möchte ich alle aufmuntern, nie aufzugeben. Den wenn Sie resignieren, hat die Krankheit gewonnen. Fangen Sie wieder an zu kämpfen und zu glauben und wenn Sie noch mehr erzielen wollen vielleicht auch wieder zu beten.

Sollten Sie sich jedoch mit der Erkrankung und evtl. mit dem Tod abgefunden haben, dann beten Sie und vergeben allen, wo Sie denken, dass Sie Ihnen Unrecht angetan haben. Bitten Sie auch um Vergebung für sich, für Wut, Hass, Zorn usw. auf die Ihnen bekannten Personen, auch wenn Sie für sich im Recht sind.

Es wird Ihnen danach einfach besser gehen. Vielleicht nicht körperlich, aber zumindest im Geiste.

Die Punkte und Ihre Zuordnung

Damit Sie selber diese Technik ausprobieren können habe ich in diesem Kapitel die Punkte, welche geklopft werden, kenntlich gemacht.
Die anschließende Tabelle zeigt die Zuordnung der Meridiane zu den einzelnen Emotionen.

Punktezuordnung:

HP = Heilender Punkt
TD = Thymusdrüse
HR = Handrücken-Punkt

1 AB = Augenbrauen-Punkt
2 SA = Seitlicher Augen-Punkt
3 JB = Jochbein-Punkt
4 UN = Unter Nasen-Punkt
5 UL = Unterlippen-Punkt
6 SB = Schlüsselbein-Punkt
7 UA = Unterarm-Punkt
8 DP = Daumennagel-Punkt
9 ZF = Zeigefingernagel-Punkt
10 MF = Mittelfingernagel-Punkt
11 KL = Kleiner Fingernagel- Punkt
12 HK = Handkanten-Punkt
13 SP = Scheitel-Punkt
14 KN = Knie Außen-Punkt (rechte und linke Knie)

13
1
2
3
4
5
6
TD
HP
7

10
11
9
8
12
HR

14

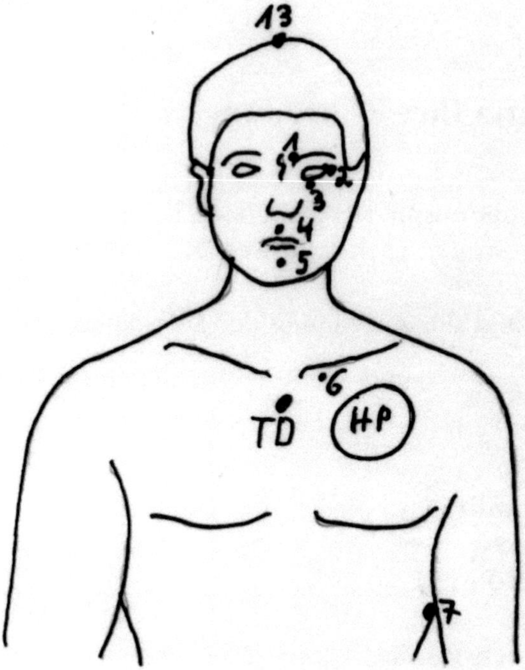

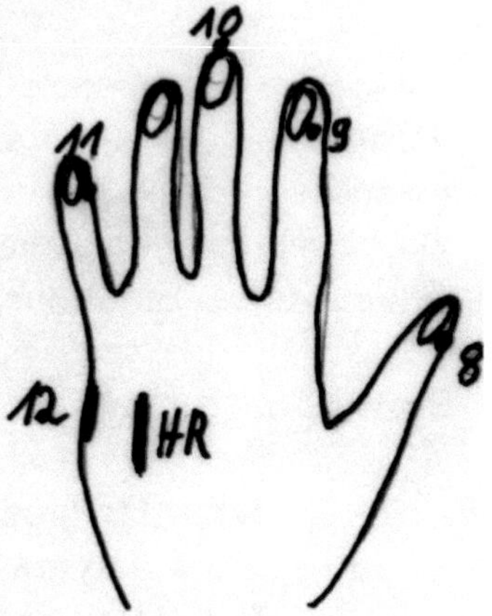

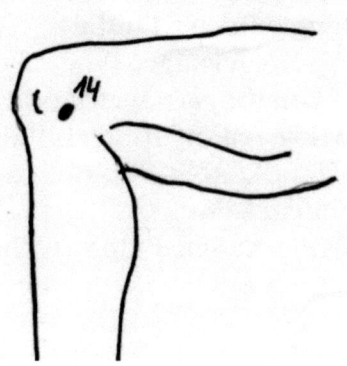

Meridiane und Emotionen

Bereits die Traditionelle Chinesische Medizin wusste, dass jedem Meridian bestimmte Emotionen zugeordnet sind. Dass Ärger auf den Magen schlägt oder die Angst an die Nieren geht, ist auch für uns Alltagswissen. Wenn jemand oft und schnell wütend wird, sagt der Volksmund: << Der hat aber eine große Galle.>> Das Interessante an diesen Zusammenhängen ist, dass man den betreffenden Meridian nicht nur balancieren kann, indem man den betreffenden Akupunkturpunkt stimuliert, sondern indem man die dem Organ entsprechende positive Affirmation sagt.(Affirmation bedeutet soviel wie << Bejahen, Zustimmung, bekräftigen >>, es ist eine Absichtserklärung, welche oft gesprochen wiederholt wird (Als Beispiel hier der Satz „Mein Körper heilt sich selbst"). Das mag für uns ungewöhnlich klingen, es funktioniert aber. Aus dem bisher Gesagten wird auch deutlich, das uns Emotionen wie Wut, Ärger, Hass, Angst, Bitterkeit etc. im wahrsten Sinne des Wortes krank machen. Wir sollten also die Verantwortung dafür übernehmen, was wir denken und fühlen.

Nachfolgend also die Zuordnung der Emotionen zu den Meridianen und dann die Affirmationen, die den betreffenden Meridian wieder ins Gleichgewicht bringen. Denken Sie einmal über diese Zusammenhänge nach, es lohnt sich!

Den Meridianen zugeschriebenen Emotionen

Meridian	Negative Emotion	Positive Emotion
Lunge	Hochmut, Geringschätzung, Verachtung, Intoleranz, Vorurteil	Demut, Toleranz, Bescheidenheit
Leber	Unglücklichsein	Glücklichsein, Frohmut
Gallenblase	Wut, Zorn, Jähzorn	Liebe, Vergebung
Milz-Pankreas	Angst vor der Zukunft	Vertrauen in die Zukunft, Sicherheit, Zuversicht
Niere	Angst, sexuelle Unschlüssigkeit	Ruhe, sexuelle Sicherheit
Dickdarm	Schuld	Selbstwert
Kreislauf-Sexus	Bedauern, Reue, Eifersucht, sexuelle Spannung, Dickköpfigkeit	Loslassen der Vergangenheit, Entspannung, Großzügigkeit

Herz	Ärger	Liebe, Vergebung
Magen	Angst, Ekel, Bitterkeit, Enttäuschung, Gier, Hunger, Entbehrung	Zufriedenheit, Ruhe
Dreifacher Erwärmer	Depression, Verzweiflung, Kummer, Hoffnungslosigkeit, Niedergeschlagenheit, Einsamkeit	Hoffnung, Leichtigkeit, Beschwingtheit
Dünndarm	Traurigkeit, Kummer	Freude
Blase	Ruhelosigkeit, Ungeduld, Frustration	Frieden, Harmonie
Gouverneursgefäß	Verlegenheit	Gesunder Stolz
Zentralgefäß	Scham	Gesunder Stolz

Affirmationen zum energetischen Ausgleich von Meridianen und Emotionen

Meridian	Affirmation
Lunge	Ich bin demütig, tolerant und bescheiden.
Leber	Ich bin fröhlich.
Gallenblase	Ich wende mich anderen voller Liebe zu.
Milz-Pankreas	Ich glaube und vertraue auf meine Zukunft.
Niere	Meine sexuellen Energien sind ausgewogen.
Dickdarm	Ich bin von Grund auf rein und gut.
Kreislauf-Sexus	Ich bin großzügig und entspannt.
Herz	Mein Herz ist voller Vergebung.
Magen	Ich bin zufrieden und ruhig.

Dreifacher Er-wärmer	Ich bin leicht und beschwingt.
Dünndarm	Ich bin voller Freude.
Blase	Ich bin ausgeglichen und friedlich.
Gouverneursgefäß	Ich bin ruhig und gelassen.
Zentralgefäß	Ich bin wertvoll.

Das Apex – Problem

Doch bevor Sie nun mit dem Klopfen anfangen wollen, gibt es etwas, was Sie beachten sollten.

Es handelt sich um das Apex- Problem.

Der Begriff „Apex" stammt von Arthur Koestler (1967). Arthur Koestler fand den Begriff für das Nichtanerkennen eines Erfolges bzw. Behandlungserfolges.

Einige MET-Therapeuten sowie diejenigen, die schon mit MET gearbeitet haben, werden manchmal festgestellt haben, das die Person, welche beklopft wurde, den Behandlungserfolg nicht anerkennt.

Sie sagen dann, << Ich merke nichts >> oder << mein Problem war gar nicht so schlimm. >>

Einige behaupten nach dem Beklopfen, dass sie nie dieses oder jenes Problem gehabt hätten.

Die Patienten bzw. Klienten versuchen eine andere Erklärung für Ihre Genesung zu finden, da es unmöglich von dem Klopfen kommen könne.

So etwas ist für den Behandler oder Anwender natürlich enttäuschend. Statt einer Anerkennung wird das Ergebnis abgewertet.

Für viele Menschen ist es noch nicht nachvollziehbar, das eine so schnelle Wirkung möglich ist. Es passt nicht in das heutige Weltbild. Die Meisten glauben nur, dass eine Therapie Monate oder Jahre dauern muss. Oft höre ich die Sätze,

<< das kann ja auch nicht so schnell weg gehen, das habe ich schon lange >>,

>> Der Arzt hat gesagt, dass mein Leiden nicht weg geht, damit müssen sie leben. >>

Wenn Sie solche Sätze glauben, kann es auch nicht zur Heilung kommen.

Klienten weichen auch manchmal geschickt aus.
Ich hatte eine Patientin, welche eine Depression hatte, als sie zu mir kam.
Auf der Skala von 0 bis 10 lag Ihr Wert bei 7.
Nach 2 Klopfdurchgängen fragte ich Sie, ob sie eine Veränderung feststellen könne.
Ihre Antwort war << Nein. >>
Ich fragte nochmals gezielt, bei welchem Wert liegt denn der Skalenwert ihrer Depression jetzt im Moment.
Sie antwortete, << Nein, zur Zeit fühle ich mich nicht depressiv, aber ich weiß, das ich mich Morgen wieder depressiv fühlen werde,>> Hier erkennt man, das die Depression im Moment auf Null gegangen ist und sich in eine Art Angst / Zweifel, sowie den auftauchenden Glaubenssatz << das kommt ja Morgen wieder >> geändert hat.
Die Patientin hat gar nicht gemerkt, das ihre Depression weg ist.
Meine Frage war bewusst auf das hier und jetzt gestellt. Das ist das Entscheidende.
Ein weiteres Beispiel aus meiner Praxis.
Eine junge Frau kam aufgrund einer starken Spinnenphobie.
Sie hatte schon Probleme sich die Spinne aus der Ferne anzusehen.
Ich klopfte bei ihr ca. 35 Minuten unterschiedliche Aspekte.
Danach war sie in der Lage, die Spinne sogar auf ihre Handfläche zu nehmen.
Sie sagte, << die ist ja niedlich! >>
Da ich hier noch am Anfang meiner Praxis war, meinte ich nur, << da hat das Klopfen ja super geklappt!>>
Die junge Frau schaute mich an und erwiderte nur, << wieso, so schlimm war das vorher ja auch nicht.>>

Das bedeutet hier in diesem Fall, dass sich die Angst / Phobie so schnell gelöst hat, dass das Unterbewusstsein denkt, das dieses Problem nie groß gewesen sei oder nie vorhanden war.

Es ist schwer zu verstehen, das z. B. Depressionen, Phobien oder Schmerzen, welche seit 20 Jahren bestehen innerhalb von einer Stunde verschwinden können.

Was noch zum Apex-Problem zählt ist folgende Aussage von Patienten:

Ein Patient kommt mit Ärger, Wut oder Stress.

Zu Beginn der Behandlung gibt er einen fühlbaren

Skalenwert von 6 an.

Nach dem Klopfen kommt nun der Satz.

<< Natürlich habe ich jetzt keine Wut, keinen Ärger oder Stress, ich bin ja jetzt nicht in der Situation. >>

Diese Aussage erfolgt, obwohl vorher ein fühlbarer Wert von 6 auf der Skala vorhanden war.

Diese Beispiele sollen versuchen das Apex – Problem zu erklären.

Das Apex – Problem tritt aber selten auf.

Es ist aber für Therapeuten, Behandler sowie für diejenigen wichtig, welche mit dem Klopfen anfangen, das es so etwas gibt.

Daher ist es wichtig alles schriftlich zu dokumentieren, um Veränderungen nachvollziehen zu können.

Mit der Zeit wird das Apex –Problem immer weniger werden, da immer mehr Menschen von den Meridian – Energie – Techniken Kenntnis haben.

Desweiteren werden die Personen, welche beklopft wurden von den Verwandten und Bekannten auf die positiven Veränderungen oft angesprochen, was im Nachhinein die restlichen Zweifel ausräumt, das MET nicht gewirkt haben soll.

Ablauf einer MET Selbst-, oder Fremdbehandlung

Nun haben Sie die Möglichkeit die
Meridian – Energie – Techniken an sich selber auszuprobieren.

Vorgehensweise:

Punkt 1:
Suchen Sie sich ein Thema heraus, welches Sie schnell überprüfen
können. Nehmen Sie eine Angst oder eine Wut.
Jetzt versuchen Sie den Wert auf der Skala von 0 bis 10 einzuord-
nen. Wie Sie jetzt ja schon wissen, bedeutet Null,   das z. B
keine Wut mehr vorhanden ist. Zehn ist das Maximum.

Der Satz würde nun so aussehen und wird ab Punkt 4 verwendet.
<< Obwohl ich diese Wut auf ...... habe, liebe und akzeptiere ich
mich so wie ich bin! >>

Punkt 2:
Als zweiten Punkt machen Sie jetzt eine Atemausgleichsübung.
Setzen Sie sich auf einen Stuhl oder Sessel und legen Sie das
rechte über das linke Bein. Die Beine sind dabei gestreckt.
Mit den gestreckten Armen machen Sie es genau umgekehrt.
Sie legen den linken über den rechten Arm.
Nun drehen Sie die Handflächen zueinander, falten die Hände
und ziehen die gefalteten Arme nach innen, so das Sie auf dem
Brustkorb liegen.
Atmen Sie nun durch die Nase ein und legen dabei die Zunge an

den oberen Gaumen. Beim Ausatmen durch den Mund lösen Sie die Zunge wieder und sagen leise zu sich innerlich das Wort << Ruhe>>, <<inneres Gleichgewicht>> oder <<Balance.>> Das machen Sie jetzt ca. zwei Minuten.

Punkt 3:
Lösen Sie sich jetzt aus dieser Haltung. Stellen Sie die Füße parallel auf den Boden und klopfen Sie leicht die Thymusdrüse, (liegt genau in der Mitte Ihres Brustkorbes) mit fünf Fingern oder einer leichten Faust.
Während Sie nun leicht klopfen, sprechen Sie bitte folgenden Satz:
<< Ich liebe und glaube, vertraue, bin dankbar und mutig.>>
Wiederholen Sie diesen Satz fünf bis zehn mal.

Punkt 4:
Massieren Sie jetzt mit der rechten Handfläche den HP Punkt (Siehe Abbildung der Klopfpunkte) und sagen dabei folgenden Satz drei mal.
<< Obwohl ich diese Wut auf ...... habe, liebe und akzeptiere ich mich so wie ich bin .>>
Im Anschluss drei mal den Satz:
<< Obwohl ich es nicht verdient habe, diese Wut zu verlieren, liebe und akzeptiere ich mich so wie ich bin.>>

Punkt 5:
Jetzt klopfen Sie jeden Punkt, wie auf der Abbildung gezeigt und beginnen an der Augenbraue (AB). Auf welcher Seite Sie beginnen, spielt keine Rolle.

Für das Klopfen nehmen Sie den Zeige- und Mittelfinger. Sie klopfen jeden Punkt mindestens zehn mal. Bei jedem Punkt wiederholen Sie den Satz << Mein Wut auf .....>>.

Punkt 6:
Wenn Sie alle Punkte geklopft haben, kommt zum Abschluss der Handrückenpunkt (HR).
Sie klopfen jetzt diesen Punkt die ganze Zeit, während Sie folgendes machen:
→ Schließen sie Ihre Augen
→ Öffnen Sie die Augen

→ Halten Sie den Kopf gerade und nun mit den Augen scharf nach unten rechts schauen, scharf nach unten links schauen.
Augen geradeaus richten und malen mit Ihren Augen zwei Kreise in eine Richtung und danach in die andere Richtung.

Achtung: Immer noch den HR Punkt leicht klopfen.

→ Augen wieder geradeaus richten und eine Melodie summen.
 (z.B Happy Birthday)
→ Mit dem Summen aufhören und laut von fünf auf null zählen
→ Jetzt nochmals Summen und zum Schluss tief ein- und ausatmen.

Fertig.

Bitte schauen Sie jetzt, bei welchem Skalenwert Ihre Wut ist.
Ist noch etwas da?

Wenn ja, legen Sie Ihre rechte Hand nochmals auf das Herz und massieren wieder im Uhrzeigersinn. Sagen sie nun drei mal dabei den Satz:

<< Obwohl ich noch ein bisschen Wut auf .... habe, liebe und akzeptiere ich mich so wie ich bin.>>

Jetzt klopfen Sie alle Punkte mit dem Satz:

<< Meine restliche Wut auf... >>.

Die Wut sollte weniger oder sogar weg sein.

Im allgemeinen ist die Wut jetzt aufgelöst und es kommen andere Themen / Sätze in den Vordergrund.

Auf diese Art und Weise können Sie alle negativen und belastenden Emotionen lösen.

Ich möchte Sie noch auf etwas hinweisen:

Beim Klopfen können verschiedene Reaktionen auftreten.

→ Sie vergessen den Satz während des Klopfens

→ Sie fangen an zu weinen (weiter klopfen, bis Sie sich besser fühlen

→ Sie fangen an zu lachen

→ Sie müssen gähnen

Das sind alles Anzeichen, das sich Ihr Problem auflöst bzw. reduziert.

Es sind also ganz normale Reaktionen.

Eine weitere Reaktion welche selten vorkommt, sind körperliche Symptome nach dem Auflösen der Emotion.

Zum Beispiel << Rückenschmerzen, Bauchschmerzen ...usw.>>

Diese klopfen Sie dann mit dem entsprechenden Satz:

<< Meine Rückenschmerzen >> oder

<< Meine Bauchschmerzen >> oder .....wieder weg.

Im nun folgenden Kapitel habe ich einige der häufigsten Themen mit Satzempfehlungen aufgelistet.

Diese können Sie klopfen und natürlich weiter ergänzen.

Also viel Erfolg und Spaß beim Klopfen.

Beispielsätze

zu unterschiedlichen

Klopfthemen

MET zum Abnehmen

Kurzer Fragenkatalog

- Haben Ihre Eltern wiederholt und erfolglos Diäten gemacht ?
- Hat Ihre Mutter / Ihr Vater unter ihrem Übergewicht gelitten ?
- Hat Ihr Vater abfällige Bemerkungen über das Übergewicht ihrer Mutter gemacht ?
- Mussten Sie als Kind immer den Teller leer essen ?
- Wurden Sie zum Essen gezwungen ?
- Durften Sie essen, wann Sie wollten ?
- Gab es feste Essenszeiten ?
- Mussten Sie auch essen, was Ihnen nicht schmeckte ?
- Gab es immer genug zu essen ?
- Wurde am Essen gespart ?
- Wurden Sie mit Essenentzug bestraft ?
- Musste gegessen werden was auf den Tisch kam ?
- Wurde Wohlverhalten mit Süßigkeiten belohnt ?
- Haben sich Ihre Eltern beim Essen gestritten ?

Schreiben Sie sich alles auf, was bei Ihnen an Erinnerungen hoch kommt.

Hinter jeden Satz schreiben Sie sich einen Wert von 0 bis 10 (0 = Emotion / Gefühl ist nicht mehr vorhanden   10 = höchste Schmerzgrenze).
Klopfen Sie alle Sätze auf null.
Dann gehen Sie die nachfolgenden Sätze durch und schauen, welcher für Sie zutrifft.

Machen Sie sich eine Liste, wo Sie für sich den Wert von 0 bis 10 eintragen.
Nach jedem Klopfdurchgang schreiben Sie den neuen Wert auf, und prüfen ob der Satz noch so stimmt.
Genau wie beim Thema Abnehmen, gehen Sie bei allen anderen Themen vor welche für Sie zutreffen.

Satzempfehlungen

- Obwohl ich so schlinge, liebe......
- Obwohl ich meine Nahrung nicht richtig zerkaue, ...
- Essen aus Frust und Trotz
- Obwohl ich so gefrustet bin über meine Ehe/Beziehung, ...
- Obwohl ich so allein bin,.....
- Obwohl ich mich so einsam fühle, ...
- Obwohl ich sexuell frustriert bin, ...
- Obwohl ich wütend auf ..... bin, ...
- Obwohl ich so unzufrieden mit meiner beruflichen Situation bin, ...
- Obwohl ich diese Existenzängste habe, ...
- Obwohl ich diese Angst vor .... habe, ...
- Obwohl ich diese Schuldgefühle wegen ...... habe, ...
- Obwohl ich diese großen finanziellen Sorgen habe, ...

Seelennahrung

- Obwohl ich immer meinen Teller leer essen musste, ...
- Obwohl ich heute immer noch wütend bin, dass ich meinen Teller leer essen musste, ...
- Obwohl ich mich damals gedemütigt fühlte, dass ich meinen Teller leer essen musste, ...
- Obwohl ich mich heute nur wohlfühle, wenn ich meinen Teller leer esse,...
- Obwohl ich mich schuldig fühle, wenn ich einen Rest auf meinem Teller lasse,.....
- Obwohl ich es kaum ertragen kann, dass meine eigenen Kinder Reste auf dem Teller lassen ,.....

Glaubenssätze

- Obwohl ich glaube, dass man Essen nicht wegwerfen darf , ...
- Obwohl ich glaube, dass mein Körper generell zu Übergewicht neigt, ...
- Obwohl ich glaube das Frauen in und nach den Wechseljahren automatisch zunehmen, ...

Emotionen

- Obwohl ich meinen Körper ablehne, ...
- Obwohl ich so fett / dick / übergewichtig bin .....
- Obwohl ich meinen Körper hasse , weil er so dick ist, ...
- Obwohl ich mich für meinen Körper schäme, ...

- Obwohl ich mich wegen meines Dickseins schuldig fühle, ...
- Obwohl ich traurig bin über mein Übergewicht, ...
- Obwohl ich in Bezug auf mein Übergewicht resigniert habe, ...
- Obwohl ich verzweifelt bin, weil ich so fett / dick bin , ...
- Obwohl ich mir überhaupt nicht vorstellen kann, jemals wieder schlank zu sein, ...
- Obwohl ich frustriert bin, weil ich schon so viele Diäten gemacht habe und keine genutzt hat, ...
- Obwohl ich mich vor meiner Frau / meinem Mann so schäme, weil ich so dick bin, ...
- Obwohl ich Angst habe, sexuell für Männer / Frauen attraktiv zu sein , wenn ich schlank bin, ...
- Obwohl ich Angst habe, im Mittelpunkt der männlichen / fraulichen Aufmerksamkeit zu stehen, wenn ich schlank bin, ...
- Obwohl ich mir überhaupt nicht vorstellen kann, wie ich mit meinem Idealgewicht aussehe, ...
- Obwohl ich mir für Tausende von Euros neue Kleider kaufen muss, wenn ich schlank bin, ...
- Obwohl ich dann eine ganz andere Identität als Frau / Mann habe, wenn ich schlank bin , ...
- Obwohl es ein Risiko für mich und andere bedeute abzunehmen, ...
- Obwohl ich Angst habe abzunehmen, weil mein Übergewicht vielleicht ein Schutz sein könnte, ...
- Obwohl ich Angst vor meinen Gefühlen habe, die hinter meinem Übergewicht stecken könnten, ...

Essverhalten

- Obwohl ich mich hasse, wenn ich mich so voll stopfe, ...
- Obwohl ich mich für meine Fressanfälle schuldig fühle / mich verurteile, ...
- Obwohl ich mich schäme, weil ich so viel esse, ...
- Obwohl ich mich verurteile, dass ich ständig nach etwas Essbaren suche, ...
- Obwohl das Essen ein wichtiger Bestandteil meines Lebens ist, ...
- Obwohl ich auf das übermäßige Essen nicht verzichten kann, ...
- Obwohl Essen eine bedeutende Rolle in meinem Leben spielt, ...
- Obwohl Essen meinem Leben einen Sinn gibt, ...
- Obwohl ich für mein Leben gerne esse, ...
- Obwohl Essen immer im Mittelpunkt meiner Wahrnehmung steht, ...
- Obwohl ich ständig an Essen denken muss, ...

Sie haben die Wahl

- Obwohl ich mich schuldig fühle, wenn ich einen Rest auf meinem Teller lasse, liebe ...., und wähle, genau so viel zu essen, wie mein Körper braucht, um satt zu sein
- Obwohl ich meinen Körper hasse, weil er so dick ist, liebe ...., und wähle, damit zu beginnen, ein liebevolles Verhältnis zu meinem Körper aufzubauen

- Obwohl Essen bisher meinem Leben einen Sinn gegeben hat, liebe ... und wähle, den wahren Sinn meines Lebens zu finden.

ADHS / ADS

Dies ist ein ganz spezielles Thema. Bei sogenannter Hyperaktivität der Kinder, ist es notwendig, dass die Eltern der Kinder zuerst beklopft werden. Danach eventuell das Kind. Dies sollte auch durch eine therapeutische Begleitung gemacht werden. In 99 Prozent der Fälle benötigen die Kinder keine Medizin mehr. Hyperaktivität der Kinder ist keine Erkrankung, es wurde aber eine daraus gemacht. Hier geht es um eine Überforderung der Eltern. Zu diesem Thema würde ich allen Eltern solcher Kinder Bücher über Indigo und Kristallkinder empfehlen. Lesen Sie es, wenn Sie Ihre Kinder verstehen wollen.

Akne

- Mein Akne
- Meine unreine Haut
- Meine juckende Haut
- Mein Akne durch (z. B Medikamente oder etwas anderes)
- Meine zu starke Talgdrüsensekretion
- Meine Pusteln
- Meine Pickel
- Meine nervenden / störenden Pickel

- Mein Schämen wegen dieser unreinen Haut
- Mein Ärgern über die unreine Haut
- Mein Ärgern / Wut auf die Akne

Ich wähle, ab sofort eine gesunde, straffe und makellose Haut zu haben. Diesen Satz klopfen Sie im Anschluss. Klopfen Sie diesen Satz ein bis zwei Wochen lang, jeden Abend und jeden Morgen.

Asthma

- Mein Asthma
- Mein Genervtsein vom Asthma

- Mein(e) Wut / Ärger / Sauer sein, dass ich Asthma habe
- Mein Glaube, dass ich mein Asthma nicht los werde / behalte
- Meine Angst davor, keine Luft zu bekommen
- Meine Angst davor, einen Asthmaanfall zu bekommen
- Meine Angst davor, bei einem Asthmaanfall zu ersticken
- Meine Angst, zu sterben
- Meine Angst, das Spray zu vergessen
- Meine Angst, das Spray benutzen zu müssen
- Meine Angst, dass mein Asthma immer schlimmer wird
- Mein(e) Wut / Ärger / Traurig sein, dass ich wegen dem Asthma nicht bestimmte Arbeit / Hobbys nicht machen kann (Arbeit oder Hobby einsetzen)
- Meine Resignation im Bezug zum Asthma
- Meine Resignation dass ich von Asthma geheilt werden könnte

- Meine besondere Blockierung dass das Asthma nicht weggeht

Mein Asthma, welches ich aus Liebe für Mama / Papa / Universum übernommen habe, was aber nicht meins ist, gebe ich meiner Mama / meinem Papa / dem Universum zurück.

Asthmaauslöser

- Mein Asthma, bei trockener warmer Luft
- Mein Asthma, beim Sport
- Mein Asthma, bei körperlicher Belastung
- Mein Asthma, durch Pollen
- Mein Asthma, durch Katzen-, Hunde-, oder andere Tierhaare

Wahlsätze

- Obwohl ich Asthma habe, liebe...... , wähle ich ab jetzt immer tief ein- und ausatmen zu können.

Augen / Sehkraft

- Obwohl ich diese schlechte Sehkraft habe, liebe...
- Obwohl ich diese schlechte Sehschärfe habe, liebe...

- Obwohl ich diese Hornhautverkrümmung habe, liebe...
- Obwohl ich diesen schlechten Stoffwechsel in den Augen habe, liebe...
- Obwohl ich diese Weit-/ Kurzsichtigkeit habe, liebe...
- Obwohl mein Augapfel zu kurz / lang ist, liebe...
- Obwohl sich meine Linse nicht schnell scharf stellt, liebe...
- Obwohl ich keinen Durchblick habe, liebe...
- Obwohl ich etwas im Leben nicht sehen kann / nicht mehr sehen will, liebe...
- Obwohl ich diesen Grauen Star habe, liebe ...
- Obwohl ich dieses Glaukom habe, liebe...
- Obwohl ich diesen grünen Star habe, liebe...
- Obwohl ich Farbenblind bin, liebe...
- Meine Angst, blind zu werden
- Mein Glaube, dass die Augen mit dem Alter schlechter werden
- Mein Glaube, dass die Sehkraft / Sehschärfe im Alter abnimmt
- Mein Glaube, dass die Augen mit MET nicht besser werden / heilbar sind
- Mein Glaube, dass das vererbt ist

Bulimie

- Meine Angst, zu dick zu werden (weiblich, verführbar, verführerisch zu sein)
- Meine Angst, durch zu vieles Erbrechen zu verhungern
- Meine Angst die Speiseröhre zu schädigen

- Meine Angst, dass eine unbewusste Freude zu Tage tritt, wenn ich durch meine Erkrankung die Kontrolle über das Essverhalten in meiner Familie habe
- Meine Angst, dass sich die herbeigesehnte Kontrolle über mich ganz anders anfühlt, als ich mir das jetzt vorstelle
- Meine Angst, zur Partnerin des Vaters zu werden und die Mutter auszugrenzen
- Meine Angst zu einer Frau zu werden
- Meine Angst vor Selbstverantwortung
- Meine fehlende Kontrolle, wenn ich diese Fressanfälle bekomme
- Meine fehlende Kontrolle über den Essvorgang
- Ich muss das Essen
- Ich schäme mich, dass ich mich ständig überfresse und dann erbreche
- Mir sind diese Brechanfälle peinlich
- Ich fühle mich schuldig, so viel zu essen
- Ich fühle mich schuldig, zu viel zu essen
- Meine Schuldgefühle, dass sich meine Eltern wegen mir solche Sorgen machen müssen
- Ich habe mich an die Situation schon gewöhnt
- Es ist mir peinlich, dass meine kleinen Geschmacksnerven eine so große Macht über meinen Körper erlangt haben
- Mein Ärger, dass ich so viel fressen muss
- Meine Angst, die Kontrolle über meine Gier zu verlieren
- Meine Angst, nicht wieder alles auskotzen zu können
- Meine Wut über die Abhängigkeit vom Essen
- Meine Wut über die Abhängigkeit vom Essen und vom Brechen
- Mein Ärger, meine Wut, mein Hass auf meine Mutter / meinen Vater

- Meine Schuldgefühle meiner Mutter / meinem Vater gegenüber
- Meine Verzweifelung, aus diesem Kreislauf nie wieder herauszukommen
- Meine große Lust am Kotzen
- Meine Angst, die Lust nicht mehr zu haben
- Meine Angst, dass mich meine Mutter nicht mehr mag, wenn ich eine attraktive Frau bin
- Meine Angst, dass mein Vater mich begehren könnte, wenn ich eine attraktive Frau bin
- Ich finde alles zum Kotzen
- Ich finde, dass was meine Eltern mir beigebracht haben, zum Kotzen
- Ich finde das Verhältnis zwischen meinen Eltern zum Kotzen
- Ich finde es zum Kotzen, dass sich meine Eltern getrennt haben

Bei dem Thema Bulimie ist es sehr zu empfehlen, das Sie die Behandlung in Begleitung eines Therapeuten durchführen.

Depression

- Meine Depression
- Ich habe keine Energie mehr
- Ich fühle mich so ausgepowert
- Meine Müdigkeit
- Ich sehe keinen Sinn mehr im Leben
- Ich habe die Schnauze voll
- Ich bin doch nichts wert

- Bei mir klappt nie etwas
- Ich habe kein Glück
- Mein frustriert sein
- Ich fühle mich von ..... verlassen / alleine gelassen
- Ich gebe auf, ich kann nicht mehr

Vielleicht reichen die Sätze, gegebenenfalls ist hier auch therapeutische Unterstützung zu empfehlen.

Eifersucht

- Meine Eifersucht
- Meine Eifersucht auf ...
- Meine Angst, verlassen zu werden
- Meine Angst, wieder allein zu sein
- Meine Wut auf / über ...
- Mein Hass auf ...
- Meine Angst, dass er / sie einen anderen kennenlernt
- Meine Angst, dass er / sie mir fremdgeht
- Mein Glaube, ihm / ihr nicht „ mehr" vertauen zu können
- Ich kann ihm / ihr nicht vertrauen
- Ich kann Keinem vertrauen
- Meine Angst, dass wir uns scheiden lassen
- Meine rasende Eifersucht

Fibromyalgie

- Meine Fibromyalgie
- Mein Glaube, dass die Fibromyalgie nicht heilbar ist
- Meine Knieschmerzen durch die Fibromyalgie
- Meine Nackenschmerzen durch die Fibromyalgie
- Meine kalten Füße durch die Fibromyalgie
- Meine druckschmerzhaften Muskeln
- Meine druckschmerzhaften Sehnenansätze
- Meine Schmerzen in der Brust durch die Fibromyalgie
- Mein Glaube, dass ich mit dem Klopfen die Schmerzen nicht auflösen kann
- Mein Kribbeln in den Beinen
- Mein Balkengefühl an meiner Stirn / über den Augenbrauen

Einen Tipp von Rainer Franke. Überlegen Sie doch mal, von wem Sie in der Familie wenig Liebe und Anerkennung bekommen haben.

Alle Aspekte, welche Ihnen jetzt einfallen, schreiben Sie auf einen Zettel und klopfen diese Aspekte auf null.

Flugangst

- Meine Flugangst
- Meine Angst abzustürzen
- Meine Angst / mein Nervössein, wenn ich in der Flughalle auf den Start warte

- Meine Angst vor dem Rückflug
- Mein mulmiges Gefühl im Magen beim Start / beim Landen
- Meine Angst von Terroristen entführt / überfallen zu werden
- Meine Angst, dass der Motor ausgeht / ausfällt
- Meine Übelkeit
- Meine Panik, wenn ich im Flugzeug bin
- Mein mulmiges Gefühl oder Angst, wenn ich aus dem Fenster schaue
- Meine Angst nach unten gezogen zu werden

Geld

- Mein Glaube, Geld stinkt
- Mein Glaube, Geld verdirbt den Charakter
- Mein Problem, Geld für meine Arbeit anzunehmen
  (gilt besonderes für Therapeuten und Heiler)
- Mein Glaube, Geld ist schmutzig
- Mein Glaube, Reichtum macht einsam
- Mein Glaube, Reichtum ist eine Zier
- Mein Problem, Erfolg anzunehmen
- Mein Problem, Reichtum anzunehmen
- Mein Problem, Glück anzunehmen
- Mein Glaube, sei zufrieden mit dem was du hast
- Mein Glaube, mit ehrlicher Arbeit kann man nicht reich werden
- Mein Glaube, wer reich ist hat keine richtigen Freunde
- Mein Glaube, Geld macht nur Sorgen

- Meine Angst, dass ich überfallen werde, wenn ich viel Geld habe
- Meine Angst, mehr zu verdienen als meine Eltern
- Meine Angst, zurückgewiesen zu werden, wenn ich viel Geld verdiene
- Meine Angst / mein ungutes Gefühl viel Geld im Portemonnaie zu haben
- Meine Angst, dass die Anderen neidisch sind
- Meine Schuldgefühle, wenn die Menschen in den
- Armen Ländern so wenig haben
- Ich fühle mich arm und ängstlich in Bezug auf Geld

Gürtelrose (Herpes Zoster)

- Meine Gürtelrose
- Meine Schmerzen, die von der Leiste bis in den Bauch strahlen
- Mein juckender Schmerz
- Meine Schmerzen in der Flanke
- Meine schmerzenden Hautbläschen
- Mein brennender Schmerz am (Hautareal nennen, je nachdem wo die Bläschen / Schmerzen sind), Ohr, Bauch, Brust usw..
- Meine Nervenschmerzen durch die Gürtelrose / den Herpes Zoster

Wenn im Augenbereich dann noch:

- Meine Angst, zu erblinden
- Meine Gürtelrose, um die Augen
- Meine schmerzenden Bläschen um die Augen

Heuschnupfen / Allergien

- Mein Heuschnupfen
- Meine Allergie auf Pollen / Gräser usw..
- Mein Ärger über diesen Heuschnupfen
- Meine Wut über diesen Heuschnupfen
- Meine Allergie / mein Heuschnupfen, der mich quält
- Meine juckenden Augen
- Meine juckenden, verquollenen Augen
- Mein Schnupfen durch den Heuschnupfen
- Mein allergischer Schnupfen
- Mein Glaube, das der Heuschnupfen nicht weggeht

Genau wie beim Heuschnupfen gehen Sie mit anderen Allergien um. Klopfen Sie also die Symptome sowie das, was die Allergie auf emotionaler Ebene mit Ihnen macht und einen eventuellen emotionalen Auslöser.

Höhenangst

- Meine Höhenangst
- Meine Angst, dass mir schwindelig wird
- Meine Angst, in die Tiefe zu blicken / schauen
- Meine Angst, das Gleichgewicht zu verlieren
- Meine Angst, herunterzustürzen / herunterzufallen
- Meine Angst, dass mir in der Höhe schwindelig wird
- Meine Angst, nach vorne zu kippen
- Mein(e) Angst / Gefühl, nach unten gezogen zu werden
- Meine Angst, oben Panik zu bekommen

- Meine Angst, nicht wieder alleine runter zu kommen

Emotionen im Zusammenhang mit der Höhenangst

- Mein(e) Wut / Ärger / Traurigkeit, wegen der Höhenangst
- Mein Genervtsein, wegen der Höhenangst
- Mein(e) Wut / Ärger / Traurigkeit, das ich wegen der Höhenangst nicht meinen Traumberuf bekomme
  bzw. bekommen habe

Wahlsätze

Obwohl ich diese Höhenangst habe, liebe .. , wähle ich ab jetzt mich in jeder Höhe sicher und locker zu fühlen

Jet Lag

Hier klopfen Sie während des Fluges, jede Stunde einmal. Sie machen die Atemausgleichsübung, klopfen die Thymusdrüse. Am Heilenden Punkt sagen Sie << Obwohl ich meinen Körper stark belaste, liebe und akzeptiere ich mich so wie ich bin.>>
Klopfen Sie nun die Punkte mit dem Satz << ich belaste meinen Körper stark >> und << Mein Jet Lag.>> Zum Schluss den Handrückenpunkt klopfen und die Augenbewegungen machen mit anschließendem summen, zählen, summen.

Kopfschmerzen

- Meine Kopfschmerzen
- Meine Kopfschmerzen durch Stress / Ärger / Wut
- Meine Kopfschmerzen durch irgendeinen Geruchsstoff (Benzin, Farbe, ..)
- Meine Kopfschmerzen durch die Brille
- Meine Kopfschmerzen durch den Monitor / Bildschirm
- Meine Kopfschmerzen durch die Monitorstrahlung

Bitte beachten Sie, dass wir oft Kopfschmerzen haben, wenn wir zu wenig stilles Wasser oder Leitungswasser trinken.

Krebs

- Meine Angst, Krebs zu haben
- Meine Angst, Krebs zu bekommen
- Meine Angst, zu sterben
- Meine Angst, vor Metastasen
- Meine Angst, vor der Chemotherapie
- Meine Angst vor diesen Schmerzen
- Meine Angst, nicht geheilt zu werden
- Meine Glaube, das mein Krebs nicht heilbar ist
- Meine Angst, dass der Tumor bösartig ist
- Meine Resignation
- Mein Aufgeben, weil nichts mehr zu machen ist
- Der Arzt hat mir gesagt, dass ich sterben muss
- Der Arzt hat mir gesagt, da kann man nichts mehr machen
- Meine Traurigkeit, dass ich Krebs habe
- Meine Wut auf Gott oder (Allah, Universum...usw.), dass ich Krebs bekommen habe
- Mein Glaube, dass ich auch Krebs bekomme, weil es in unserer Familie erblich ist
- Mein Glaube, dass ich mit diesem Krebs leben muss

Diese Sätze sollen helfen, Ihnen wieder Mut zu geben und den Kampf zu gewinnen. Nutzen Sie die heutigen Möglichkeiten mit allen schulmedizinischen und alternativen Möglichkeiten.
Sie haben die Chance, also nutzen Sie diese.

Lampenfieber

- Meine Symptome bei öffentlichen Auftritten
- Mein mulmiges Gefühl, wenn ich auftreten muss
- Meine Angst, wenn ich auftreten muss
- Meine Angst, wenn ich da jetzt raus muss
- Meine Angst, wenn ich jetzt auf die Bühne gehe
- Mein Nervössein, wenn ich auftreten muss

Hier ist es auch wichtig, eventuelle Erlebnisse aus der Schulzeit zu klopfen, wenn Ihnen welche einfallen.

Legasthenie
(Lese – Rechtschreibstörung)

Wenn Sie als Kind öfter negative Sätze hören,
sorgt das Unterbewusstsein dafür, dass die Sätze wahr werden.
Mit MET können Sie diese Blockaden nach und nach lösen.

- Mein Glaube, dass ich dumm geboren bin
- Ich kann nichts richtig machen
- Ich muss einen Hirnschaden haben
- Meine Angst, ausgelacht zu werden
- Meine Angst, beschimpft zu werden, wenn ich falsch lese
- Das lernst Du eh nicht
- Meine Angst, wieder zu versagen
- Mein Glaube, ich kann das nicht
- Es macht mich traurig, dass die Anderen das können
- Ich werde nie richtig schreiben können

Bevor Sie aber jetzt mit ihrem Kind klopfen, ist es unverzichtbar, dass Sie alles an sich selber klopfen, was es in Ihnen emotional auslöst, das Ihr Kind das Problem hat. Danach klopfen Sie die Sätze, die für Ihr Kind zutreffend sind.

Jetzt nehmen Sie sich ein Blatt Papier und schreiben entweder ein Satz oder ein Wort auf. Das soll Ihr Kind jetzt lesen. Fragen Sie Ihr Kind, wie es sich jetzt fühlt und was es denkt? Genau das klopfen Sie jetzt und genau den Wortlaut des Kindes. Der Erfolg wird sich einstellen, mal schneller mal langsamer.

Lernen

- Obwohl ich mir nichts merken kann, liebe und akzeptiere ich mich so wie ich bin
- Obwohl ich mich nicht konzentrieren kann, liebe und ......
- Obwohl ich lerne und hinterher das Gefühl habe nichts zu wissen, liebe und .....
- Auch wenn ich nur schwer lernen kann, liebe und ......
- Auch wenn ich es nicht verstehe, liebe und .....
- Auch wenn ich es nicht hinkriege, liebe und ......
- Auch wenn ich mich dumm und idiotisch fühle, liebe und ....
- Auch wenn ich überhaupt nicht lernen möchte, weil ich Angst habe, dass ich mir sowieso nichts merken kann, liebe und ...
- Ich vergebe mir selbst, dass ich gelerntes Wissen wieder schnell vergesse
- Auch wenn man mir gesagt hat, wenn du so weiter machst, landest du auf der Müllkippe, liebe und ...
- Auch wenn man mir gesagt hat, du wirst schon wie dein Vater / deine Mutter / dein ..., liebe und ...

- Auch wenn man mir gesagt hat, du hast doch nix im Kopf, liebe und ....
- Auch wenn man mir gesagt hat, aus dir wird eh nie etwas, liebe und ...
- Auch wenn man mir gesagt hat, kluge Leute gab es noch nie in unserer Familie, liebe und ...
- Auch wenn man mir gesagt hat, wie soll aus dir was werden bei den Eltern, liebe und ..
- Auch wenn ich glaube, was Hänschen nicht lernt, lernt Hans nimmermehr ..., liebe und ...
- Auch wenn es mich ärgert / traurig / wütend / neidisch / frustriert macht, wenn Andere besser und schneller sind als ich, liebe und ...
- Auch wenn ich glaube, dass ich mir nichts merken kann, liebe und ..
- Auch wenn ich glaube, dass ich mir nichts lange behalten kann, liebe und ...
- Auch wenn es mich ärgert / wütend / traurig / frustriert macht, wenn ich Gelerntes nicht abrufen kann, liebe und ...
- Mein Glaube, dass ich diese Lernblockade habe
- Meine Lernblockade
- Mein Glaube, das ich dies Lernschwäche habe
- Meine Lernschwäche
- Meine Probleme, etwas zu behalten
- Meine Probleme, Gelerntes abzurufen
- Meine Angst mich / meine Eltern zu enttäuschen
- Mein Glaube, ich kann das nicht / ich schaffe das nicht / ich packe das nicht
- Mein Glaube, ich bin / du bist doch doof / dumm
- Meine Glaube, dass ich nichts kann / ich ein Versager bin
- Mein Glaube, aus mir wird nie etwas

- Meine Angst Erfolg zu haben und als Streber da zustehen
- Angst nicht mehr dazu zugehören, wenn ich gut bin / Erfolg habe
- Meine Traurigkeit / Wut / Ärger das meine Eltern bzw. ich mir selber nichts zutrauen / zutraue

Wahlsätze

- Ich wähle und entscheide mich, von nun an leicht und locker zu lernen
- Ich wähle und entscheide mich, von nun an das Gelernte zu behalten und abzurufen
- Ich wähle und entscheide mich, ab jetzt mit Freude zu lernen
- Ich wähle und entscheide mich, ab jetzt für mich zu lernen
- Ich wähle und entscheide mich, ab jetzt mein Potential zu nutzen das ich besitze
- Ich wähle und entscheide mich, von nun an mich über meine Erfolge zu freuen
- Ich wähle und entscheide mich, ab jetzt erfolgreich zu sein
- Ich wähle und entscheide mich, ab jetzt das zu wissen was ich weiß, auch wenn es nicht reichen soll / wird

Migräne

- Obwohl ich diese Migräne habe, liebe und ....
- Obwohl ich immer diese Kopfschmerzen bei / durch Migräne habe, liebe und ..

- Obwohl ich immer diese Sehstörungen bei / durch Migräne habe, liebe ...
- Obwohl ich diese Migränekopfschmerzen habe, liebe und...
- Obwohl ich bei Migräne diese Lichtempfindlichkeit habe, liebe und ..
- Mein Ärger / Wut, dass ich diese Migräne habe
- Meine Angst, wieder einen Migräneanfall zu bekommen
- Meine Scham, dass ich Migräne habe
- Mein Leiden unter dieser Krankheit
- Meine Trauer, dass ich lange unter Migräne leiden muss
- Meine Resignation über meine Migräne
- Mein beginnender Migräneanfall
- Mein Glaube, dass ich mit Migräne leben muss
- Mein Glaube, dass die Migräne nicht ganz weggeht
- Mein Glaube, dass Migräne nicht weggehen kann
- Meine Zweifel, dass die Migräne durch das Klopfen für immer weg ist

Nase verstopft, verschnupft

- Meine verstopfte Nase
- Meine verschnupfte Nase

Wovon haben Sie die Nase voll ?

- Ich habe die Nase voll von ...
- Mein Schnupfen / meine verstopfte Nase durch die Erkältung
- Mein Schnupfen / meine verstopfte Nase durch die Grippe

- Meine schlechte Luft, die ich durch die Nase bekomme
- Mein nicht durch die Nase atmen können

Panikattacken

- Meine Panikattacken
- Meine Angst, vor der Panikattacke
- Meine Angst, vor ... (Wovor haben sie genau Angst)

Phobien

- Meine Angst, vor (Ratten, Mäusen, Spinnen, Schlangen...usw.)
- Meine Angst, von .... gebissen zu werden
- Meine Angst, wenn die ... mich berührt
- Meine Angst, dass ... mich angreifen könnte
- Meine Hilflosigkeit
- Meine Angst vor der unerwarteten Angst
- Meine Angst, dass .... plötzlich vor mir steht
- Meine Angst, dass ich gefangen bin
- Meine Angst vor der krabbelnden ....
- Meine Angst, vor.... , wenn sie sich bewegt
- Meine Angst, wenn ich mir... nur ansehen muss
- Mein Ekel, vor dem langen Schwanz der ....
- Mein Ekel, vor ...

Schauen Sie sich auch an, wann die Phobie begann.
Was gab es zu diesem Zeitpunkt oder auch Jahre davor in Ihrem Leben für ein emotionales Ereignis?
Negativ aber auch positiv.

Wieso positiv? Ganz einfach, eine Hochzeit ist etwas schönes. Für die Mutter kann es aber negativ sein, z. B das Gefühl die Tochter verloren zu haben.
Es ist bei Phobien auch zu schauen, was war in der Kindheit.
Hier ist eventuell ein Therapeut notwendig.

Platzangst

- Meine Platzangst
- Meine Angst, in engen Räumen
- Meine Angst, dass ich keine Luft mehr bekomme
- Meine Angst, dass ich ersticke
- Meine Hilflosigkeit
- Meine Angst / mein Gefühl erdrückt zu werden
- Meine Angst, im Tunnel
- Meine Angst, im Fahrstuhl
- Meine Angst, in abgeschlossenen Räumen
- Meine Angst, dass ich hier nicht / nie wieder raus komme

Prüfungsangst

3x Handkanten –Punkt klopfen oder Heilender –Punkt reiben.

- Auch wenn ich so eine irre Angst habe vor der Prüfung, liebe und akzeptiere ich mich so wie ich bin
- Auch wenn ich so eine Angst habe, das es mir die Tränen in die Augen treibt, liebe und .....

- Auch wenn ich so eine Angst habe, vor der Prüfung, es nicht zu schaffen, liebe und ....
- Meine irre Angst vor der Prüfung
- Meine Angst, zu versagen
- Meine Angst, nicht genug gelernt zu haben
- Meine Angst, dass was ich gelernt habe, nicht ausreicht
- Meine Angst, dass ich mich nicht richtig ausdrücken kann
- Meine Angst, dass die Antworten zu knapp sind bzw. zu ungenau sind
- Meine Angst, gehemmt zu sein
- Meine Angst, auf der ganzen Länge zu versagen
- Meine irre Angst, vor der Prüfung, mit allem was dazu gehört
- Meine Angst, in ein tiefes Loch zu fallen
- Meine Angst, einen Black – Out zu haben
- Meine Angst, vor lauter Bäumen den Wald nicht zu sehen
- Meine Angst, vor einer schlechten Zensur bzw. einem schlechten Ergebnis
- Meine Angst, es nicht so zu sagen / schreiben wie es der Prüfer / Lehrer es gerne hätte
- Meine Angst, es wird etwas gefragt, das ich nicht weiß
- Meine Angst, etwas Falsches zu sagen / schreiben
- Meine Angst, ich sitze oder stehe da, und mir fällt nichts ein
- Meine Angst die Fragen nicht zu verstehen
- Meine Angst, die Fragen nicht beantworten zu können
- Meine Angst, nicht genug Ideen zu haben
- Mein Glaube, das ich zu dumm wirke
- Meine Glaube, das ich zu unsicher bin / wirke
- Meine Angst, den Anforderungen nicht gewachsen zu sein
- Meine Angst, mich zu blamieren
- Meine Angst, das alle über mich lachen

- Meine Angst, was sagen meine Eltern
- Meine Angst, was sagen meine Freunde
- Meine Angst, es einfach nicht zu schaffen
- Meine Angst, es wiederholt sich das gleiche Muster
- Meine Angst, wenn ich an den alten Film denke
- Meine Angst, das ganze Lernen ist umsonst
- Meine Angst, wieder in dieses tiefe Loch des Versagens zu fallen
- Meine Angst, die so tief in mir festsitzt
- Meine Angst, die sich als Überzeugung in mir breitgemacht hat
- Meine Angst, niemals loslassen zu können
- Meine Angst, vor dieser wiederkehrenden Erfahrung
- Meine Angst, dass ich die mündliche / schriftliche Prüfung nicht schaffe / bestehe
- Mein Glaube ich muss 10 mal so viel lernen, um etwas zu lernen / zu behalten
- Meine Angst / mein Glaube das ich das Gelernte nicht so schnell behalten kann
- Meine Angst, dass ich die Krankheiten / Fakten durcheinander bringe
- Meine Glaube / meine Angst das ich mir die ganzen Symptome zu den Krankheiten nicht merken kann
- Mein Nervössein vor und während der Prüfung
- Mein verkrampft und angespannt sein vor und während der Prüfung
- Mein Angstgefühl nach der Prüfung doch durchgefallen zu sein / es nicht geschafft zu haben
- Meine Angst vor dem Satz, << Tut mir leid, Sie haben nicht bestanden .>>

Wahlsätze zum Thema Prüfung

- Obwohl ich immer diese Angst habe, wenn es um Prüfungen geht, wähle und entscheide ich mich von nun an ruhig und gelassen zu sein
- Obwohl mich immer diese Angst überkommt, wenn ich nur an meine nächste Prüfung denke, wähle und entscheide ich mich jetzt mir zu erlauben, ruhig und gelassen zu sein
- Obwohl ich nervös bin und voller Angst, wenn ich Prüfung habe, wähle und entscheide ich mich jetzt ruhig und gelassen zu sein und zu wissen, dass ich weiß, was ich weiß
- Ich wähle und entscheide mich jetzt ruhig und gelassen bei Prüfungen / Klausuren zu sein
- Ich wähle und entscheide mich von nun an ganz auf mein Wissen verlassen zu können
- Ich wähle und entscheide mich, ab jetzt erfolgreich zu sein
- Ich wähle und entscheide mich dieses Problem ein für alle Male geklärt zu haben
- Ich wähle und entscheide mich, dieses Problem der Angst loszulassen
- Ich wähle und entscheide mich, diese Angst nicht mehr zu brauchen
- Ich wähle und entscheide mich, ruhig und gelassen zu sein, wann immer ich Prüfungen habe
- Ich wähle und entscheide mich, auf mich zu vertrauen
- Ich wähle und entscheide mich, das was ich gelernt habe ist gut
- Ich wähle und entscheide mich, ruhig und gelassen zu sein
- Ich wähle und entscheide mich, ich bin gut, ich kann das
- Ich wähle und entscheide mich, diese Prüfung zu bestehen
- Ich wähle und entscheide mich, mich geliebt zu fühlen
- Ich wähle und entscheide mich, ich kann das

- Ich wähle und entscheide mich, ich liebe mich

Raucherentwöhnung

- Meine Angst, das Rauchen aufzugeben
- Meine Angst, dass ich dann nicht weiß, was ich machen soll
- Meine Angst, es nicht zuschaffen mit dem Rauchen aufzuhören
- Meine Angst, zuzunehmen
- Meine Angst, einen wichtigen Halt im Leben zu verlieren
- Meine Angst, mit der Spannung, Wut nicht klarzukommen
- Meine Angst, mit dem Ärger und der Unruhe nicht klarzukommen
- Meine Angst, in ein tiefes Loch zu fallen, wenn ich aufhöre
- Meine Angst, auch nach dem Aufhören immer wieder an das Rauchen denken zu müssen
- Meine Angst, vor körperlichen Entzugserscheinungen
- Meine Angst als Außenseiter dazustehen
- Meine Angst, (wieder) rückfällig zu werden
- Meine Angst, nichts mehr in der Hand zu haben
- Meine Angst, keine Ausrede mehr zu haben konsequent meinen Weg zu gehen
- Meine Angst, dass mein Leben langweilig öde und eintönig wird
- Meine Angst, mich von einem langjährigen guten Freund und Begleiter zu trennen, der immer für mich da war, wenn ich ihn brauchte

- Meine Angst, einen Teil meiner Unabhängigkeit zu verlieren
- Meine Angst, die Rückzugsmöglichkeit zu verlieren
- Meine Angst, eine Form des Genusses zu verlieren
- Meine Angst, dass mir etwas sehr wichtiges fehlen wird
- Meine Angst, Gemütlichkeit und Geselligkeit zu verlieren
- Meine Trauer, wegen des Abschieds von einem Freund
- Meine Trauer / Scham / Schuldgefühle, meinem Körper so viel Schaden zugefügt zu haben
- Meine Trauer / Scham / Schuldgefühle, so lange geraucht zu haben
- Meine Trauer / Scham / Schuldgefühle, der Gesellschaft so viel Kosten verursacht zu haben, weil ich so viel rauche oder geraucht habe
- Meine Trauer / Scham / Schuldgefühle, das ich es hätte besser wissen müssen und nicht nein gesagt habe

Eventuelle Sätze

- Meine Trauer / Scham / Schuldgefühle, in der Schwangerschaft geraucht zu haben
- Meine Trauer / Scham / Schuldgefühle, im Beisein der Kinder geraucht zu haben
- Meine Scham / Schuldgefühle den Kindern gegenüber, dass ich rauche

Situationen und Gründe des Rauchens

- Meine Lust / Verlangen, nach dem Frühstück zu rauchen
- Meine Lust / Verlangen, nach dem Mittag zu rauchen
- Meine Lust / Verlangen, nach dem Essen zu rauchen
- Meiner Lust / Verlangen, nach dem Aufstehen zu rauchen
- Meine Lust / Verlangen, nach dem Sex zu rauchen

- Meine Lust / Verlangen, bei Stress eine zu rauchen
- Meine Lust / Verlangen wenn ich mich ärgere,
  zu rauchen
- Mein Rauchen, weil meine Eltern geraucht haben bzw.
  rauchen
- Mein Rauchen, (in der Jugend) weil ich es cool finde /
  fand
- Mein Rauchen, (in der Jugend) um dazu zugehören
- Mein Rauchen, um mich zu belohnen
- Mein Rauchen, um mir Anerkennung und Liebe zu geben

Zu dem Thema das Rauchen aufzugeben, haben Rainer und Regina Franke ein spezielles Buch herausgebracht.
<<   AB   SOFORT   NICHTRAUCHER   .>>
Klopfen Sie sich rauchfrei mit Meridian-Energie-Techniken (Ist im Anhang zu finden),
da die Raucherentwöhnung oft sehr umfangreich ist.
Meine Empfehlungssätze könnten aber ausreichen, damit Sie endlich rauchfrei werden.

Rückenschmerzen

- Meine ..... Rückenschmerzen
  Wie sind sie? <<ziehend, stechend....>>
- Meine Rückenschmerzen, die ich brauche / behalten will
- Mir würden die Rückenschmerzen fehlen
- Mein Genervtsein von den Rückenschmerzen
- Meine Wut auf die Rückenschmerzen
- Mein Glaube, dass ich mit den Rückenschmerzen
  leben muss

- Der Arzt hat gesagt, da kann man nichts machen
- Mein Glaube, dass ich die Rückenschmerzen nicht überwinden kann
- Mein Glaube, dass in meinem Alter die Knochen automatisch schmerzen / weh tun

Schlechte Noten (evtl. Ursachen)

- Ich habe keinen Spaß an Mathe / Deutsch / Englisch...
- Ich habe keinen Spaß an der Schule
- Ich finde Schule doof
- Meine Angst, vor der Schule
- Meine Wut / Hass auf Herrn oder Frau (Name des Lehrers einsetzen)
- Mein Sauersein auf ....
- Ich kann mich nicht konzentrieren
- Ich bin neidisch / wütend / ärgerlich, wenn andere Mitschüler besser sind
- Ich kriege doch sowieso eine schlechte Note
- Ich habe Angst, ausgelacht zu werden
- Meine Angst, vor der Klasse zu stehen
- Meine Angst, vor der Klasse zu reden
- Meine Angst, wenn ich an die Tafel muss bzw. an der Tafel stehe
- Meine Angst, dass ich alles falsch mache und die Anderen lachen
- Mein Hass / Wut / Ärger auf Mitschüler, Freundin, Kollegen. (Entsprechende Person einsetzen)

Im Anschluss eventuell das Thema Lernen und Prüfungsangst anschauen.

Schuld

- Meine Schuld, weil ich das .... gemacht habe
- Meine Schuldgefühle gegenüber meinen Kindern
- Meine Schuldgefühle gegenüber meinem Mann / meiner Frau
- Ich fühle mich verantwortlich für ....
- Ich gebe .... die Schuld für ...

Selbstbewusstsein

- Obwohl ich kein Selbstbewusstsein habe, liebe und akzeptiere ich mich so wie ich bin, und wähle, ab sofort mir meiner selbst bewusst zu sein
- Obwohl ich kein Selbstvertrauen habe, liebe und akzeptiere ich mich so wie ich bin, und wähle, ab sofort mir selber voll und ganz zu vertrauen
- Mein Glaube, dass ich kein Selbstbewusstsein habe
- Ich traue mich nicht, meine Meinung zu sagen
- Ich habe Angst, meine Meinung zu sagen
- Meine Angst, vor den Konsequenzen
- Meine Angst, blöd dazustehen
- Meine Angst, mich zu blamieren

Um Ihr Selbstbewusstsein und das Selbstvertrauen von Mal zu Mal zu verbessern, ist es entscheidend viele einzelne Aspekte zu klopfen. Es reicht im allgemeinen nicht nur, mein fehlendes Selbstbewusstsein zu klopfen.

Das, wovor Sie gerade Angst haben, klopfen Sie einfach.

Eventuell << Meine Angst mit der Person beim Amt zu sprechen .>>

- Meine Angst, wenn ich dieses oder jenes frage, dass ich mir blöd vorkomme

Nun sind Sie in der Lage, die vor Ihnen stehende Aufgabe zu bewältigen.

Hierdurch steigert sich Ihr Selbstbewusstsein, Ihr Selbstvertrauen und Ihr Selbstwertgefühl. Also klopfen Sie das, was Sie sich nicht zutrauen.

Das Selbstbewusstsein steigert sich von Mal zu Mal.

Sex

- Meine Angst, vorm Sex
- Meine Angst, zu versagen
- Meine Angst, vorm ersten Mal
- Ich bin doch eh ein Schlaffi
- Mich liebt Keiner / Keine
- Mein Glaube, Sex ist Sünde
- Mein Glaube, Sex ist schmutzig / abartig
- Meine Angst, dass ich ihm / ihr nicht genüge
- Meine Angst, dass ich nicht gut genug bin
- Mein Glaube, andere Frauen / Männer sind besser
- Meine Angst, zu enttäuschen

- Meine Angst ihn / sie nicht befriedigen zu können
- Meine Angst, dass es nicht klappt

Sodbrennen

- Mein Sodbrennen
- Mein Sodbrennen nach dem Trinken von Milch oder etwas anderem
- Mein Unglaube, dass mein Sodbrennen durch das Klopfen weggeht
- Meine Angst, dass es nicht weggeht
- Meine Angst, dass es wieder kommt
- Meine Zweifel, das mein Sodbrennen weg ist / bleibt

Sport

Mit Hilfe der MET – Technik können sportliche Leistungen in die Höhe schnellen. Eine Amateurmannschaft hat auf einmal Profi-qualität und eine Profimannschaft Champions League Format. Dies gilt aber genauso für jede Einzelsportart.

- Mein Angst zu versagen
- Meine Zweifel am Erfolg
- Meine Angst, dem Druck (Trainer / Publikum / Presse / Medien) nicht gewachsen zu sein
- Meine Wut auf den Mitspieler / Gegenspieler oder .....
- Mein Neid auf den Mitspieler / Gegenspieler oder ....
- Meine Angst, mich zu blamieren

- Meine Angst, mich / andere zu enttäuschen
- Meine Angst, dass ich wieder vorbei schieße / werfe
- Ich erwarte, dass wir verlieren, weil die Anderen doch viel besser sind
- Meine schlechte Erinnerung an das letzte Mal
- Der Kampfrichter / Schiedsrichter ist doch parteiisch
- Der Kampfrichter / Schiedsrichter ist eh gegen mich
- Meine Angst, mich zu verletzen
- Meine Angst, das ich mich wieder verletze
- Meine Angst hart gefoult zu werden
- Meine Unsicherheit vor dem Schuss / Wurf / Schlag ...
- Ich darf nicht verlieren
- Meine Angst zu verlieren
- Meine Angst zu gewinnen
- Meine Angst vor dem Erfolg
- Meine Angst, dass ich mit dem Erfolg nicht umgehen kann
- Meine Angst, dass ich / wir überheblich sind
- Meine Angst, dass ich / wir den Gegner zu leicht nehmen
- Mein Sauersein / meine Wut, das ich nicht spiele

Süßes / Naschen

- Meine Lust auf Süßes
- Mein Verlangen nach Süßem
- Mein süßes Essen aus Langeweile
- Mein süßes Essen zwischen den Mahlzeiten
- Meine Lust / Verlangen auf Schokolade / Chips...
  (Also genau das benennen, worauf die Lust oder das Verlangen besteht)
- Mein Heißhunger auf Süßes
- Ich kann nicht aufhören Süßes zu essen, wenn ich einmal

angefangen habe
- Ich bin ärgerlich / wütend / sauer, dass ich so viel Süßes esse

Tiefenangst

Dieses Thema ist sehr eng verknüpft mit der Höhenangst.

- Meine Angst, vor dem Sog nach unten
- Meine Angst, keinen Grund mehr zu spüren
- Meine Angst, vor der Haltlosigkeit
- Meine Angst, nach unten gezogen zu werden
- Meine Angst zu fallen
- Mein mulmiges Gefühl beim nach unten schauen

Traumata

Hier habe ich keine Beispiele geschrieben, da hier die Behandlung durch einen Therapeuten begleitet werden muss. Ein Trauma kann aber in ein bis zwei Stunden aufgelöst sein.

Wut / Ärger / Sauersein

- Meine Wut auf ...
- Mein Ärger auf / wegen ...
- Mein Sauersein ...
- Meine Traurigkeit, weil ...
- Mein Hass auf ...

Hier habe ich bewusst einige Emotionen zusammengefasst, da während des Klopfens die Emotion oft wechseln kann.

Zähneknirschen

- Mein Zähneknirschen seit der Kindheit
- Mein Verspanntsein in der Nacht
- Meine Verbissenheit
- Mein Zähneknirschen
- Meine Sorgen um / wegen .....
- Meine Wut / mein Ärger auf ....
- Mein Gestresstsein

Zwang / zwanghafte Störungen

- Mein Zwang, den ich habe
- Ich muss immer an .... denken
- Ich muss ständig den Herd kontrollieren
- Meine Angst, ich habe den Herd angelassen und es fängt an zu brennen
- Mein zwanghaftes Denken
- Meine Angst / mein Glaube, dass ich den Zwang nicht los werde
- Mein Gequält / Genervt sein von dem Zwang
- Meine Angst, wenn ich dem Zwang nicht folge

Seit wann besteht der Zwang und was war zu dem Zeitpunkt bzw. Jahre vor dem Zwang in ihrem Leben für ein Ereignis? Klopfen Sie alles, was Ihnen einfällt.

Die Kraft und Macht der richtigen Worte und des Denkens

Der Glaube

Ich habe im Kapitel << Muss ich an MET glauben >> schon einige Worte über den Glauben geschrieben.

Ein paar wichtige Zeilen müssen noch ergänzt werden.

Denn der Glaube ist eine Sache, das Denken eine andere.

Wenn Sie an ein erfolgreiches Ziel denken, jedoch nicht an das Erreichen der Sache glauben, dann ist es der Glaube, der Sie scheitern lässt.

Wie heißt es in der Bibel:

<< *Glaube aber ist: Feststehen in dem, was man erhofft, überzeugt sein von Dingen, die man nicht sieht>>, (Paulus, Hebräer 11,1)*

Glaube gilt immer dem nicht Sichtbaren.

Ein Physiker vertraut den Gesetzen der Physik, welche er erlernt hat.

Ein Diplomingenieur vertraut den Gesetzen der Mathematik.

usw..

Wollen Sie Ihr Ziel also gesundheitlich und finanziell, sowie beziehungstechnisch in Ihrem Leben verwirklichen, müssen Sie den Gesetzen Ihres Geistes vertrauen und die harmonische Zusammenarbeit von Bewusstsein und Unterbewusstsein erlernen.

Keine Antwort auf Gebete

Ich begann während meiner Erkrankung Bücher zu lesen über das Beten, positives Denken, positive Affirmationen, finanziellen Reichtum ... usw. Ich probierte nun die Gebete aus und Anfangs passierte gar nichts.

Warum nicht, fragte ich mich selber?

Bis mir klar wurde, weshalb auf meine Gebete keine Antwort folgte. Viele Gebete erzielen keine Ergebnisse, da es den Meisten nicht bewusst ist, das Gott in einem ist. Der Mensch versucht eine weitentfernte Wesenheit zu erreichen und geben, mangels Erfolg, frustriert auf.

Nun kommen die Standartsätze wieder.

<< Siehst du, es gibt keinen Gott >>

<< Hab ich doch gesagt, dass das nicht klappt >>

<< Bei mir geht so etwas nicht >> ... usw.

Hier ist eine Stelle aus dem Buch von Catherine Ponder[1], die ich oft gelesen habe.

<< Die schockierende Wahrheit über das Beten ist, dass wir im Gebet einen Kontakt mit der göttlichen Natur in uns herstellen.

Im wahren Gebet wendet man sich nach innen, nicht nach außen.

Es hat oft den Anschein, als ob unsere Gott-Natur in uns

<< rumgelegen >> hätte, weil wir nicht wussten, wie wir dieser uns eingeborenen Güte in Verbindung kommen können. Gott ist weit mehr bereit zu geben, als wir, zu empfangen.>>

Durch Beten erweitert der Mensch sein Bewusstsein, um die Fülle von Gottes Segen aufzunehmen.

Beten ist Empfangen.

Wenn sie beten, beten sie immer aus vollem Herzen für das was sie gerade brauchen, kurz und präzise.

Durch ein zu langes Gebet ist es oft so, dass sie etwas erzwingen wollen, wodurch manchmal das Gegenteil eintrifft.

---

[1] Bete und werde Reich

Ein wichtiger Satz zum Thema Beten ist, das ein Gebet die stärkste Macht der Welt ist.

In Matthäus 21,22 heißt es nicht umsonst << Und alles, was ihr im Gebet erbittet, werdet ihr erhalten, wenn ihr glaubt.>>

Bereit sein für die Antwort

Erst als ich das begriffen hatte, bekam ich auch Antworten. Eine Antwort kommt aber nicht immer sofort und wir müssen Augen und Ohren bereit halten um die Antwort zu erkennen, wenn sie kommt.

Es kommt auch vor, dass die Antwort schon längst in unserem Leben erfolgt ist, nur wir verstehen sie erst später.

Bei mir war es so gewesen.

Ich habe verstanden, dass die Antwort auf meine Gebete unter anderem die Bücher waren, welche ich lesen musste, um im Bewusstsein zu wachsen und das Gute anzunehmen.

Um eine Antwort zu erhalten oder zu verstehen, ist es oft notwendig, sich in seinem Bewusstsein positiv zu erweitern.

Beten ist nicht nur Empfangen, sondern auch die Seele.

Beten Sie immer nur, wenn es für Sie und andere zum Guten dient.

Wenn Sie z.B. beten, << Gott, ich wünsche mir den Arbeitsplatz von Herrn XY >>, wird dies nicht zum Erfolg führen. Es wird das Gegenteil passieren.

Das was Sie einem anderen wünschen, will Ihr Unterbewusstsein für Sie auch wahr werden lassen. Also würden sie ständig entlassen werden.

Beten Sie doch einfach folgenden Satz:

<< Gott, ich bitte um einen ebenso schönen Arbeitsplatz wie ihn Herr XY bekommen hat, an dem ich mich wohlfühle, er mir Spaß macht und ich mich mit allen Kollegen gut verstehe. >>
(Formulieren Sie sich Ihr Gebet so, dass es für Sie stimmig ist).

Negative Gedanken blockieren Gebetsantworten

Was will ich mit dieser Überschrift sagen?
Ich möchte es an einem Beispiel aus der Kindheit erklären.
Als ich noch ein Kind war, bin ich mit meiner Großmutter jedes Wochenende in die Kirche gegangen. Die Leute in der Kirche sangen und beteten über Frieden, Liebe, Nächstenliebe, Vergebung usw...
Nach der Kirche wurde dann jedoch über andere Menschen hergezogen.
<< Hast du schon gehört das Herr soundso schon wieder arbeitslos ist >>, << Wissen Sie, was mein Nachbar gemacht hat?...>> oder es wurde über die eigene Verwandtschaft geschimpft. Wut, Ärger, Hass und Zorn über Bruder, Tante, Onkel usw. wurde geäußert.
Heute ist mir klar, dass durch solche negativen Gedanken und Reden, sowie dem Nichtverzeihen wollen, die eigene Antworten auf Gebete blockiert und nie beantwortet werden können.
Es ist doch schon traurig, dass die Menschen beten und beten, aber dem eigenen Bruder, Vater, Schwester usw. nicht verzeihen und vergeben können, besser gesagt auch nicht zu wollen.
Dies ist nach meiner Meinung und Feststellung nach oft auch der Grund für Erkrankungen, welche sich durch Therapien oft nicht behandeln lassen, bis die entsprechenden negativen Emotionen gelöst sind.

Diese Emotionen können auch durch spätere Generationen übernommen werden, wenn sie nicht gelöst werden.

Was nützt es mir wütend oder ärgerlich auf jemanden zu sein und dies zu bleiben.

So eine Emotion mag mich belasten, den Anderen interessiert es gar nicht oder weiß es vielleicht nicht.

Also es passiert folgendes: Eine Wut, Ärger oder was auch immer, richtet sich gegen mich und macht mich krank.

Ein Beispiel für zu langes unnötiges Ärgern:

<< Sie fahren im Auto so vor sich hin, plötzlich nimmt ihnen jemand die Vorfahrt. Sie können noch rechtzeitig bremsen. Der andere Autofahrer fährt weiter, als wenn nichts wäre.

Nun beginnen Sie sich zu ärgern oder sind gar wütend. Doch selbst Stunden später, der andere Autofahrer ist hundert Kilometer weit weg, und Sie ärgern sich oder sind immer noch wütend.

Was bringt Ihnen jetzt der Ärger oder die Wut?

Ich kann es ihnen sagen, nichts Gutes.

Für einen Moment ist es << in Ordnung >> und menschlich sich vielleicht zu ärgern oder wütend zu sein, doch dann sollte es auch wieder gut sein.

Stattdessen vergeben Sie dem Fremden und bitten Gott bzw. die Schutzengel (jeder hat mindestens einen), das nächste Mal besser auf diesen Fahrer aufzupassen.

Wer weiß schon den Grund für das Verhalten des anderen Fahrers.

Vielleicht hatte er einen Notfall im Auto oder war geblendet.

Danken Sie das nichts passiert ist und lösen Sie allen Ärger und die Wut auf.

Danken Sie für alles

Komische Überschrift denken Sie vielleicht?
Das denke ich nicht, weil das Danken eine riesige Kraft hat. Außerdem ist dies auch eine gute Schwingung für andere Menschen, Gegenstände, Pflanzen... usw.
Heutzutage ist alles irgendwie selbstverständlich, wir fahren Auto, fliegen in den Urlaub, surfen im Internet und in der Natur erholen wir uns.
Danken Sie doch einfach mal dafür.

<< Danken Sie der Sonne >>
<< Danken Sie dem Regen >>
<< Danken Sie Ihrer Mutter >>
<< Danken Sie den Ärzten >>... usw

Danken Sie für Ihren Reichtum, auch wenn Sie noch keinen haben. Durch Danken kann er zu Ihnen kommen. Reichtum muss nicht materiell gemeint sein.
Ich habe mir zum Beispiel ein Dankesbuch angelegt, so eine Art Erfolgsjournal. Hier schreibe ich täglich, jeden Abend einen Satz hinein, wofür ich an diesem Tag dankbar war.

Ein paar Sätze aus meinem Dankesbuch:

- *Ich danke das ich Herrn XY helfen konnte*
- *Ich danke das ich noch rechtzeitig zum Einkaufen gekommen bin*
- *Ich danke das der Klient X heute abgesagt hat und ich doch noch meine Steuererklärung geschafft habe*

Und wenn Sie den ganzen Tag nichts gemacht haben und Sie zu Hause waren oder sein mussten, dann danken Sie allgemein oder für andere.

- Danke das XY meine Schicht übernommen hat und ich mich zu Hause erholen konnte.
- Danke für meine Krankheit und das ich aus ihr etwas gelernt habe.

So mache ich es.
Danken Sie täglich für Gesundheit, Wohlstand, Sicherheit und den Weltfrieden.
Das universelle Gesetz von Aktion und Reaktion kommt hier zur Wirkung.
Lob und Dankbarkeit sorgen für eine Veränderung in unserem eigenem Bewusstsein, so dass wir zu spirituellen und mentalen Magneten werden, die alles erdenklich Gute aus unzähligen Quellen anzieht
Die Erwartungen eines dankbaren Menschen sind stark, nur das Beste dieser Erwartungen nimmt unvermeidlich materielle Gestalt an.

Ein praktisches Beispiel von Dr. Joseph Murphy[1] einem Bestseller Autor:

Lucien Hamilton Tyng kam in Peoria, Illinois, zur Welt, einem Ort, der einem Menschen wie ihm, der große Träume hatte, nur wenig Entfaltungsmöglichkeiten bot. Daher beschloss er nach Chicago zu gehen und sein Glück zu versuchen. Er fand einen Job als Bürogehilfe, aber der Lohn reichte kaum zum

---

[1] Das Erfolgsbuch

Überleben. Nachdem er seine Miete bezahlt hatte, blieben ihm nur noch fünfzig Cent täglich fürs Essen übrig. Er fand heraus, das eine Tüte Schokopralinen für fünf Cent ein sehr sättigendes Mittagessen darstellten. Das Frühstück kostete ihn fünfzehn Cent, so dass er fürs Abendessen nur fünfunddreißig Cent zur Verfügung hatte.

Er war sehr religiös und gewöhnte sich an, die fünfzig Cent morgens in der Hand zu halten und dabei zu sagen, << Gott vervielfältige dieses Geld und ich danke dafür, ich empfange jetzt von Tag zu Tag mehr Geld. >>

Das wiederholte er jeden Morgen ungefähr zehn bis fünfzehn Minuten lang, ehe er seine täglichen fünfzig Cent ausgab.

Schon bald zog er die Aufmerksamkeit vieler kluger und erfolgreicher Geschäftsleute auf sich. Günstige Gelegenheiten taten sich für ihn auf, die er rasch beim Schopf ergriff. << Ich danke dir, Vater >>, lauteten die Worte, die er nahezu ständig auf den Lippen hatte.

Im Lauf der Jahre suchten immer mehr einflussreiche Menschen seinen Rat. Er schien über eine wunderbare Begabung zu verfügen und entwickelte großen geschäftlichen Scharfblick. Seine Klugheit brachte ihm Bewunderung und Vertrauen ein. Er löste für jene, die sich von ihm beraten ließen, viele geschäftliche Probleme. Vor und nach jeder erfolgreichen Transaktion betete er immer, << Danke, Vater .>>

Eines Tages kam ihm ein wunderbarer Einfall. Ein guter Freund, dem er davon erzählte, wies ihn auf das enorme Potential dieser Idee hin. Gemeinsam gründeten sie die << General Gas and Electric Company .>> Das Unternehmen verzeichnete ein rasantes Wachstum und verfügte schon bald über Kraftwerke in allen östlichen Bundesstaaten. Nach vielen Jahren verkauften sie *es, wie berichtet wurde, für die stolze Summe von fünfzig Millionen Dollar.*

Wie Sie sehen kann eine dankbare Geisteshaltung eine Verbesserung in allen Lebensbereichen also Glück, Gesundheit und materiellen Wohlstand bedeuten. *Also seien Sie dankbar für alles und sprechen Sie es auch aus.*

Bejahen

Um Ihren positiven Affirmationen, Gebeten oder Zielen mehr Kraft zu verleihen, bejahen Sie:
Was bedeutet Bejahen?
Bejahen bedeutet soviel wie << bestätigen, bekräftigen, Kraft geben .>>
Wenn Sie dabei den gewünschten Erfolg erklären bzw. bejahen und nicht dabei verweilen, über das zu sprechen was Sie sich nicht wünschen, beginnen Sie, geistig das erwünschte Gute zu bestätigen und ihm dadurch Verwirklichungskraft zu geben.
Bleiben Sie beharrlich bei Ihrer Bejahung, dann tritt das Resultat unvermeidlich in Erscheinung.
Unterschätzen Sie nicht die Kraft und Macht von Worten und Gedanken.
Nehmen Sie sich, wenn es geht täglich nur 15 Minuten Zeit. Es geht auch 3 mal 5 Minuten.
Haben Sie die Möglichkeit die Bejahung zu sprechen, dann tun Sie es, ansonsten schreiben Sie einfach mehrer Male Ihre Bejahung, wenn möglich auf ein weißes Blatt Papier. Suchen Sie sich eine Bejahung mit Ihren eigenen Worten.

Bejahungsbeispiele:

- Ich wähle ab jetzt, dass ich nur die besten und höchsten Menschen in mein Leben einbeziehe.
- Ich ziehe jetzt Kunden an, die mir viel Geld in mein Leben / meine Firma / meine Praxis bringen.
- Ich danke, dass ich durch die reiche, göttliche Quelle diesen gut bezahlten Arbeitsplatz bekommen habe.
- Ich erhalte von nun an Glück, Kraft und Wohlstand
- Ich danke für die sofortige Bezahlung aller meiner Rechnungen und Verpflichtungen durch Gottes wundervolle Wege
- Auf göttliche Weise kommt von nun an immer Geld in mein Leben, denn ich habe es verdient glücklich und reich zu sein

Ein Hinweis zu Ihren Formulierungen.
Formulieren Sie Ihren Satz immer so, als wenn er schon wahr ist.
Also statt << Ich werde einen guten Arbeitsplatz finden >> formulieren Sie, << Ich habe durch die göttliche Führung den richtigen Arbeitsplatz gefunden .>>
Die Formulierung ist für ihr Unterbewusstsein wichtig, denn es führt schneller zu Resultaten.
Sie programmieren statt, << ich werde ... haben >>, bei sich << ich habe ... >>
Wenn Sie eine Formulierung für sich gefunden haben und einen Zeitpunkt zu welcher Uhrzeit, dann fangen Sie an.
Ergebnisse können schnell eintreten, aber auch auf sich warten lassen. Bleiben Sie beharrlich, dann wird Ihre Bejahung eintreffen.

Die Beharrlichkeit ist ein sehr wichtiger Faktor um seine Wünsche, Träume und Ziele durch Bejahen und Affirmationen zu erreichen.
Ergeben Sie sich nicht in die Niederlage.
Denn es bedarf nur einer geringen Menge an Ausdauer, um die Tide von Fehlschlag auf Erfolg zu wenden. Beharrlichkeit ist eine der Grundvoraussetzungen um Ihren Zielen, Wünschen und Gebeten die nötige Kraft zur Manifestation zu geben.
Auf den nächsten Seiten, gebe ich Ihnen noch mehr Werkzeug in die Hand um etwas für sich zu tun.

Sanjeevini

So gut wie alle Völker dieser Erde glauben an eine höhere Macht und benutzen verschiedene Gebete.
Viele Menschen haben auch schon erfahren, was für eine Wirkung in Gebeten oder in einem tiefen Glauben liegen.
Die Sanjeevinis (sprich: sandschie:wini) sind spezielle konzentrierte Gebete in Karten. (Zur Geschichte komme ich gleich.)
Diese konzentrierten Sanjeevinikarten entsprechen speziellen Krankheiten und Organen und sollen zur Heilung / Linderung beitragen.
Es fällt uns aber oft schwer mit unserem wissenschaftlich – rationalen Hintergrund, solches anzuerkennen. Demgegenüber liegen bereits unzählige Heilerfolge vor.
<< Gebete können Berge versetzen >>, das ist ein Lehre, welches alle Religionen gemeinsam haben.
Seher und Weise behaupten es schon seit ewiger Zeit, aber wie viele von uns glauben wirklich daran?

Wenn Gebete ehrlich gemeint sind und auf einem festen Glauben bauen, so werden tatsächlich Berge versetzt.

Auf der Suche nach einer natürlichen, einfachen, wirksamen, günstigen und schnellen Heilmethode sandten einige Inder ein leidenschaftlich inniges Gebet zum Herrn.

Sie hatten mit diesem Gebet den Wunsch einen sehr großen Berg zu versetzen.

Dieser Berg bewegte sich wirklich.

Die Sanjeevinis sind die Antwort auf dieses Gebet.

Wenn Gebete Berge versetzen können, dann können Sie gewiss auch heilen!

Durch Rückmeldungen von vielen Heilern, sollen die Wirkung der Sanjeevinis unglaublich sein.

Oft genügt schon eine Photokopie des entsprechenden Sanjeevinis unter dem Kopfkissen oder die in der Hand gehaltene Flasche, um Besserung zu erzielen.

Wie ich bereit sagte, sind Sanjeevinis stark konzentrierte Gebete.

Die Wirkungsweise ist wissenschaftlich nicht zu erklären.

Es ist wichtig das alle Heiler wissen, dass nicht Sie heilen, sondern der Herr.

Der Geist der Hingabe beim Heiler öffnet sofort die Kanäle zur Liebe Gottes.

Gottes Liebe ist grenzenlos. Wenn wir und Sie das erkennen, dann werden Sie die Sanjeevinis in Ihrer wahren Form begreifen.

Gesundheit ist unser Geburtrecht und jeder Mensch hat die Kraft in sich heil zu sein.

Das Wissen um Wege zur Heilung steht uns seit jeher zur Verfügung. Die Sanathana Sai Sanjeevinis sind eine Hilfe dazu.

Nun komme ich aber zur Geschichte.

Die Geschichte der Sanjeevinis

Die Geschichte der Sanjeevinis ist eng mit Poonam Nagpal, einer Inderin, verbunden. Sie ist der gesegnete Kanal, durch den uns diese Heilmethode erreichte. Poonam wurde 1950 in Indien geboren. Nach dem Studienabschluss in Handelswissenschaften, arbeitete sie zunächst in Indien als Bankfachfrau, übersiedelte später mit ihrem Ehemann Vinod nach Dubai, U.A.E., wo sie die Kreditabteilung einer multinationalen Bank leitete. Im Jahr 1980 kam ihr erstes Kind zur Welt. An seinem siebenten Lebenstag verabreichte man dem Baby ein allopathisches Medikament, welches ihm beinahe das Leben gekostet hätte. Damals schwor sich Poonam, nie mehr blind einem Arzt zu vertrauen, sondern die Verantwortung für die Gesundheit ihrer Familie selbst zu übernehmen.
Sie erlernte den Umgang mit alternativen Heilmethoden wie Homöopathie, Ayurveda und Schüssler Salzen. Das Erlernte wandte sie unverzüglich an und teilte ihr Wissen mit anderen lernwilligen Müttern.1985 gab es eine Wende in ihrem Leben, als sie die Liebe und Gnade Sri Sathya Sai Babas kennenlernte.(Sai Baba ist eine göttliche Inkarnation, erschienen, um der Menschheit als Lehrer zu dienen.) Durch ihn erhielt ihre Arbeit mit den Müttern eine neue Bedeutung. Ihr wurde bewusst, dass nicht sie die Heilung bewirkt, sondern ES, das GÖTTLICHE der Meister, der Heiler ist. Sie fühlte sich als Instrument, IHM über Kranke und Leidende zu dienen. Sai Babas Ausspruch, << Dienst am Menschen, ist Dienst an Gott >>, gab ihrem Leben einen neuen Sinn. Von da an wurde Poonam in Träumen von Sai Baba geführt, und sie nahm diese Träume stets ernst.

So wurde sie 1993 im Traum angewiesen, nach Indien zurückzu-
kehren, weil dort viel Arbeit auf sie warte. So kam es, dass die
ganze Familie nach Indien zurückkam, nicht wissend, was sie dort
erwartete. Als erste kamen sie nach Latur, um Erdbebenopfer zu
betreuen. Ab 1994 hielten Poonam und ihr Mann viele kostenlose
Seminare über Naturheilkunde und die Grundlagen der Homöopathie, die stets gut besucht waren. Sie arbeiteten damals mit Radio-
nik - Geräten, die teuer waren, und man brauchte einen gewissen
Lerneifer, um sich die nötige Fertigkeit im Umgang damit anzu-
eignen. Hinzu kam, dass viele Menschen meinten eine ärztliche
Lizenz zu benötigen, um in die Dörfer und Slums zu gehen und
dort selbstlosen Heilungsdienst anzubieten. So betete Poonam
inständig zu Gott für eine Lösung des Problems. In ihren Träumen
wurde sie angewiesen, mit der Homöopathie und Vibropathie aufzuhören. Es wurde ein völlig neues Heilsystem angekündigt. Ihr
wurde im Traum mitgeteilt, dass sie dieses System schaffen werde
und dass es ein Heilen durch Gebete sein werde. Alles sei so einfach zu halten, dass es ein Laie anwenden könne. Bei dem neuen
Heilungssystem sollte mit Karten gearbeitet werden. Diese Karten
enthalten als Grundmuster den neunblättrigen Lotus, in den nach
genauen Anweisungen ein bestimmter Strich-Code eingefügt
wurde. Poonam wurde angewiesen darum zu beten, dass die Heil-
energie Gottes auf die Sanjeevini-Kärtchen übergehen und sich
einprägen möge, da << Seine>> Energie alle heilenden Kräfte
beinhalte – jetzt und für alle Zeiten. So entstanden 246 Sanjeevinis, 60 Körperteil- und 186 Krankheitskarten, mit deren Hilfe sehr
leicht Heilmittelproben hergestellt werden können. Dazu stellt
man einfach Wasser oder eine beliebige Substanz auf die aufge-
druckten Muster und spricht ein Gebet.

Gebete können bekanntlich Berge versetzen und natürlich auch heilen. Die Wirkung der Sanjeevini-Karten oder –Heilmittel wird von den Anwendern als << erstaunlich >>, << verblüffend >>, << spontan >> und << wunderbar >> beschrieben. Jeder Kranke, der Hilfe, Trost und Heilung erfährt, hat ein Beweis für die wunderbare Wirkung der Sanjeevinis.

So kann nun jeder selbständig arbeiten, ohne dass es irgendwelcher Instrumente bedarf, Fotokopien der Kärtchen genügen. Auf diese Weise werden alle Dorfbewohner wie Heiler zu Selbstversorgern. Inzwischen gibt es ein Anleitungsbuch in deutscher Sprache, in dem verschiedene Möglichkeiten der Anwendung beschrieben werden. Poonam weilt in ihrer körperlichen Form nicht mehr unter uns, sie ist am 4.Oktober 1999 in Delhi friedlich entschlafen. Wir danken aus tiefstem Herzen, dass Gott uns durch sie das Gnadengeschenk der Sanjeevinis gegeben hat, und es ist uns ein ehrenvoller Auftrag, die Sanjeevini-Arbeit in ihrem Sinne weiterzuführen, inspiriert und unterstützt durch die liebevolle Hingabe von Poonams Familie.

Die Sanjeevinikarten
und ihre Benutzung

Wie Sie die Sanjeevinikarten nutzen und wie Sie aussehen, erfahren Sie jetzt. Die Übertragung von Sanathana Sai Sanjeevini Heilschwingungen ist eine spirituelle Heilweise
Zur Zeit gibt es 246 Karten, welche unterteilt werden in Körperteile - Sanjeevinis und Krankheits – Sanjeevinis. Es werden aber nach und nach mehr.
Die Körperkarten haben die Abkürzung BPS und die Krankheitskarten DS.
Auf der nächsten Seite finden Sie Beispiele, wie diese Karten aussehen.

BPS 21 *Sanathana Sai*

Kopf

Sanjeevini

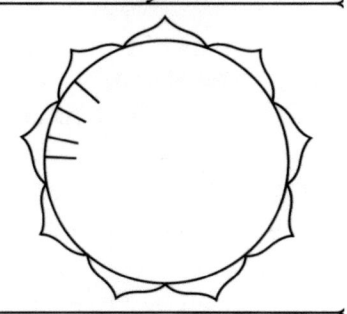

BPS 21 *Sanathana Sai*

Head

Sanjeevini

BPS 24 *Sanathana Sai*

Immunsystem

Sanjeevini

BPS 24 *Sanathana Sai*

Immune System

Sanjeevini

BPS 48 *Sanathana Sai*

Hals, Rachen & Mandeln

Sanjeevini

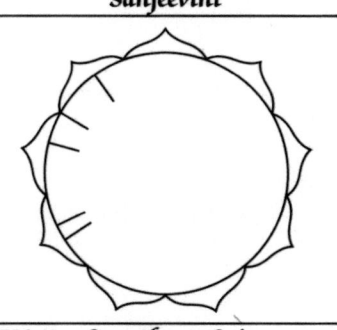

BPS 48 *Sanathana Sai*

Throat & Tonsils

Sanjeevini

BPS 29 *Sanathana Sai*

Lymphsystem

Sanjeevini

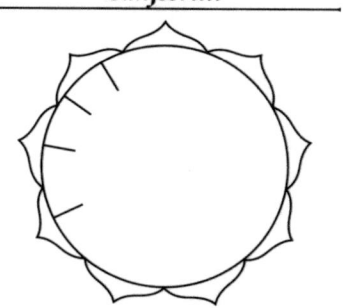

BPS 29 *Sanathana Sai*

Lymphatic System

Sanjeevini

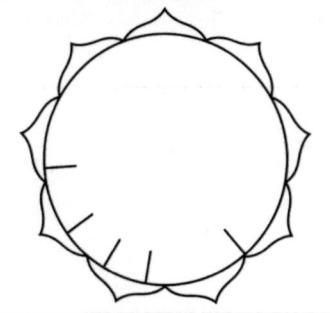

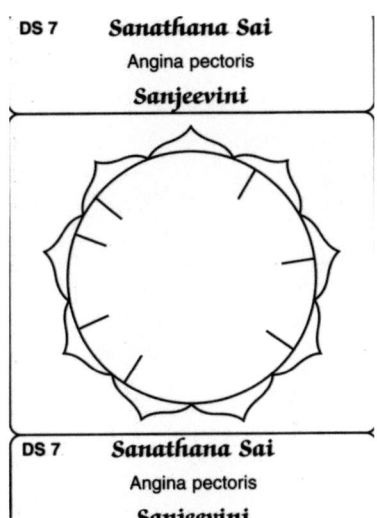

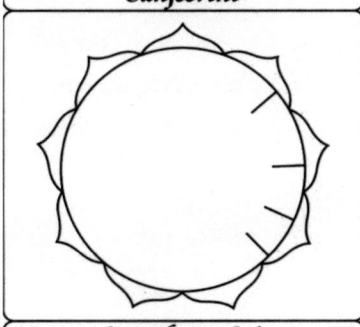

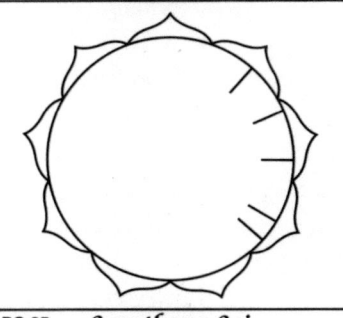

DS 3 *Sanathana Sai*
Rachenmandel-Veränderung
Sanjeevini

DS 3 *Sanathana Sai*
Adenoids
Sanjeevini

DS 7 *Sanathana Sai*
Angina pectoris
Sanjeevini

DS 7 *Sanathana Sai*
Angina pectoris
Sanjeevini

DS 23 *Sanathana Sai*
Bronchitis
Sanjeevini

DS 23 *Sanathana Sai*
Bronchitis
Sanjeevini

DS 35 *Sanathana Sai*
Husten (trocken)
Sanjeevini

DS 35 *Sanathana Sai*
Cough (dry)
Sanjeevini

Wie stellen Sie sich nun an Hand dieser Karten Ihr entsprechendes Mittel her?

Machen Sie sich eine Liste mit den Symptomen.

Als Beispiel nehmen wir den weitverbreiteten Husten als Symptom.

Schauen Sie zu welchem Körperteil es gehört.

Sie haben ja gerade gelesen, dass Körperteile mit BPS und Krankheiten mit DS gekennzeichnet sind.

Ihr Zettel könnte dann jetzt so aussehen.
DS 3, DS 7, DS 23, DS 35
BPS 21, BPS 24, B PS29, BPS 48

Jetzt, wo Sie die Karten ermittelt haben, welche Sie benötigen, brauchen sie noch eine Trägersubstanz.

Die Sanjeevini Heilgebete (Heilschwingungen) können einfach von den Sanjeevini Karten auf jedes andere Medium, z.B. neutrale Globuli (Placeboglobuli), Vibhuti (heilige Asche von Sai Baba), Wasser, Tee sogar Fruchtsäfte, Suppen, Brot, Reis, Nudeln, Kartoffeln ... übertragen werden. Jedes Medium ist gleich geeignet und wirksam.

Der Übertragungsvorgang ist sehr einfach. Man gibt Globuli, Wasser etc. in ein Fläschchen, Glas, eine Tasse oder eine Schale bzw. auf einen Teller und stellt dieses Gefäß 15 Sekunden lang auf die jeweilige Sanjeevini Karte.

Wenn, wie in diesem Beispiel mehr als ein Sanjeevini benötigt wird, schiebt man das Gefäß von einer Karte auf die nächste und achtet dabei darauf,

dass es auf jeder Karte mindestens 15 Sekunden steht. Es ist jedoch auch vollkommen in Ordnung, wenn es länger steht
15 Sekunden sind nur das erforderliche Minimum.
Während dieses Vorgangs spricht man am Besten ein Gebet, eine Affirmation, singt ein Mantra oder Kirchenlied bzw. findet eigene Worte. Man verbindet sich auf seine eigene Art mit Gott / Kosmos / Höherem Selbst ...; diese Methode ist für jede Religion oder Glaubensrichtung geeignet.

Also nehmen Sie jetzt zum Beispiel ein Glas Wasser und fangen Sie mir der Karte DS 3 (Rachenmandel-Veränderungen) an.

Stellen Sie das Glas auf die Karte. Positionieren Sie nun Ihre rechte und linke Hand neben das Glas, als ob Sie es umfassen wollen.
Halten Sie die Hände nun so.
Jetzt sprechen Sie ein Gebet Ihrer Wahl.
Fangen Sie alle Gebete an mit .
<< Heiliger Vater im Himmel, ich bitte um Übertragung der Heilenden Schwingung oder dieser Heilinformation .>>
Dann sagen Sie Ihr Gebet und lassen das Gebet mit den Worten << Dein Wille geschehe, Amen >> enden. Warten Sie jetzt mindesten 15 Sekunden und fertig.
Nun stellen Sie das Glas auf die nächste Karte, was in diesem Fall DS 7 ist.
Wiederholen Sie das gleiche Ritual, welches Sie bei der ersten Karte gemacht haben.
Machen Sie dies mit allen Nummern, welche Sie aufgeschrieben haben.
Nun ist Ihre eigene Medizin fertig. Sie können das Glas Wasser jetzt über den Tag verteilt trinken.

Es wäre jetzt natürlich umständlich jedes Mal, dieses Ritual für das Husten Sanjeevini zu wiederholen.
Es gibt die Möglichkeit, die Information die Sie jetzt in diesem Glas haben auf ein anderes Glas oder einen anderen Träger zu übertragen. Dafür gibt es entsprechende Übertragungskarten.

Hier ist eine Übertragungskarte für eine Probe.

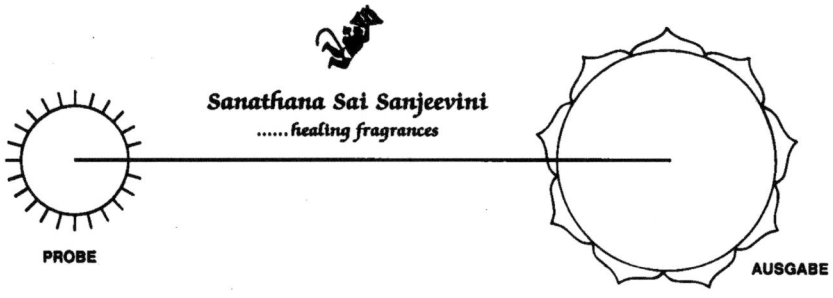

Als Probe wird das bezeichnet, was wir durch das Beten herge-stellt haben.
Um nun unsere Medizin auf einen anderen Träger zu übertragen, stellen wir unsere Probe auf das Feld << Probe. >>
Auf das Feld << Ausgabe >> stellen oder legen wir das neue Glas oder etwas anderes hin, worauf wir diese Information übertragen wollen.

Wenn Sie nun Ihr selbst hergestelltes Sanjeeviniglas auf das Feld << Probe >> und eventuell ein neues Glas auf das Feld << Ausgabe >> gestellt haben, gehen Sie genauso vor, wie beim Herstellen des Sanjeevini.

Sprechen Sie wieder ein Gebet, welche mit den Worten << Heiliger Vater im Himmel, ich bitte um Übertragung dieser Heilinformation >> beginnt und mit den Worten << Dein Wille geschehe, Amen >> endet.

Lassen Sie nun aber mindestens die Übertragung 1 Minute dauern. Jetzt haben Sie 2 Gläser mit der gleichen Heilinformation.

Dies war nur ein kleines Beispiel für die Möglichkeiten der Sanjeevinis.

Es ist natürlich aufgrund des Umfangs nicht möglich alle Sanjeevinikarten abzudrucken.

Es ist mir wichtig, dass Sie erkennen, was für Möglichkeiten Sie haben etwas für Ihre Gesundheit zu tun.

Neben den genialen Meridian-Energie-Techniken nach Franke sind die Sanjeevinis eine weitere Möglichkeit Gesundheit und inneren Frieden zu erlangen.

Um mit den Sanjeevinis richtig zu arbeiten, empfehle ich, dass Sie sich zum Anfang das Buch oder das Karten-Set kaufen. Sie finden es im Internet unter www.saisanjeevini.com oder direkt unter der Anschrift:

Sai Sanjeevini Foundation
Zeller Bundesstraße 4, A-5760 Saalfelden

In dem Anleitungsbuch, welches zur Zeit über 260 Seiten hat, erfahren Sie, welche Möglichkeiten Sie mit den Sanjeevinis haben.

Die Heilweise der Sanathana Sai Sanjeevini besteht aus den:
→ Sanjeevini Heilkarten
→ Sanjeevini Vervielfältigungs- & Übertragungskarte, für die einfache und schnelle Vervielfältigung von Kombinationen, für die Fernheilung und die Herstellung von Allergen-Schwingungen und sogenannten Nosoden
(homöopathische Mittel, bei denen ein körpereigener oder fremder Krankheitsstoff als Ausgangsstoff dient)
→ Sanjeevini Neutralisierungskarte zur Neutralisierung
→ Sanjeevini Etiketten zur Beschriftung der Fläschchen
→ Sanjeevini Richtlinien über Ernährung und Lebensweise für Gesundheit und Harmonie.
Ich habe Ihnen jetzt einen kurzen Einblick in die Sanjeevinis gegeben. Nun habe ich aber schon öfter von einigen Patienten gehört, die sagten, << Ich glaube aber nicht an Gott .>>
Das ist gar kein Problem, es ist nicht entscheidend. Dann beten Sie nach Ihrem Gefühl, an eine für Sie höhere Instanz.
Beten Sie zum Beispiel an Maria, Buddha, Allah, Jehova oder an das Universum die heilenden Schwingungen zu übertragen.
Es funktioniert genauso gut.
Wieder Andere sagen, << Ich weiss nicht was ich beten soll .>>
Deshalb gebe ich hier ein paar Beispiele, welche ich von Christiane Kleinwort habe.
(Heilpraktikerin, Anschrift im Anhang)

Gebetsbeispiele

Fangen Sie wie bereits erwähnt an mit.
<< Heiliger Vater im Himmel, ich bitte um Übertragung dieser Heilschwingung >>

Gebet Nr. 1:

O Herr, gib meinen Augen die Kraft,
die versteckten Quellen der Krankheit zu erkennen,
lass von meinen Händen Heilung ausgehen,
die Schmerzen und Qualen zu lindern.
Dein Wille geschehe. Amen.

Leonard G. Healy

Gebet Nr. 2:

Lass mich Deinen Willen erkennen,
der auf das Wohl aller gerichtet ist.
Dir weihe ich alles, was ich heute tue.
Nimm es hin als meinen Dank.
Dein Wille geschehe. Amen.

Ohne Angaben

Gebet Nr. 3:

Väterlicher Gott!
Mache meine Füße gesund.
Mache meinen Körper gesund.
Mache meine Seele gesund.
Mache meine Stimme gesund.
Am heutigen Tag nimm den Schaden von mir.
Dein Wille geschehe. Amen.

Navajo-Gebete

Gebet Nr. 4:

Geliebter Herr,
denke, fühle, sprich,
handle, liebe durch mich
den ganzen Tag!
Dein Wille geschehe. Amen.

Phyllis Krystal

Gebet Nr. 5:

Heiliger Vater,
nur Du allein
hast die Macht und die Kraft,
uns Menschen zu heilen,
Ich bitte Dich,
lasse Deine göttliche Heilkraft erstrahlen.
Auf das Heilung geschehe
für Körper, Geist und Seele.
Dein Wille geschehe. Amen

Christiane Kleinwort

Ich hoffe, ich konnte Ihnen ein paar Anregungen geben.

Auch wenn Sie nicht daran glauben, versuchen Sie es doch einfach.

Nur weil diese Meridian-Energie-Techniken nach Franke oder die Sanjeevinis von der Schulmedizin noch nicht anerkannt sind und eher verlacht werden, liegt es ja vor allem an Ihnen. Sie müssen nicht alles glauben, was Ihnen Ihr Arzt sagt.

Gut, Sie brauchen auch mir nicht zu glauben, aber ich gebe Ihnen einen Tipp, versuchen Sie es doch. Das einzige, was passieren kann ist, dass sich nichts tut!

Gebete und Affirmationen

Nachdem ich über die Meridian-Energie-Techniken nach Franke und den Sanjeevinis geschrieben habe, werde ich Ihnen jetzt die Gebete und Affirmationen mitteilen, mit welchen ich gearbeitet habe und auch noch arbeite.

Sie können diese Gebete für sich umschreiben.

Einige Gebete finden Sie auch in den Büchern von Doreen Virtue (Heilkraft der Engel), Catherine Ponder (Bete und werde Reich) und Dr. Joseph Murphy (Das Erfolgsbuch).

Dieses Gebet habe ich benutzt um eine Partnerin für mich zu finden.

Alles was in diesem Gebet steht, ist für mich eingetroffen.

Gebet um den richtigen Partner zu finden

Ich ziehe jetzt einen Mann/eine Frau in mein Leben, der/die ehrlich, treu, friedvoll, glücklich und wohlhabend ist. Diese von mir bewunderten Qualitäten sinken jetzt tief in mein Unterbewusstsein ein.
Indem ich über diese Eigenschaften nachsinne, werden Sie ein Teil von mir und verkörpern sich in meinem Unterbewusstsein.
Ich erlebe eine spirituelle Vereinigung,
denn die göttliche Liebe wirkt durch die Persönlichkeit von jemanden, mit dem ich mich perfekt ergänze. Ich weiß, es existiert ein unwiderstehliches Gesetz der Anziehung. Gemäß meiner unterbewussten Überzeugung, ziehe ich jetzt einen Mann/eine Frau in mein Leben, weil ich dies in meinem Unterbewusstsein als wahr akzeptiere.
Die göttliche Intelligenz weiß, wo dieser Mann/diese Frau ist.

Und die tiefere Weisheit meines Unterbewusstseins führt uns beide jetzt zusammen und wir erkennen einander augenblicklich.
Ich weiß, ich kann zum Seelenfrieden dieses Menschen beitragen. Er /Sie liebt meine Ideale und ich liebe die seinen/ihren. Er /Sie akzeptiert mich, wie ich bin, und versucht nicht mich zu ändern. Ich akzeptiere ihn/sie, wie er/sie ist und versuche nicht ihn/sie zu ändern. Zwischen uns gibt es nur gegenseitige Liebe, Freiheit und Achtung. Ich weiß, er/sie will mich und ich will ihn/sie.
Ich übergebe meinen Wunsch jetzt meinem Unterbewusstsein, das ihn unfehlbar verwirklichen wird. Nur Liebe, Wahrheit und Schönheit können in meinen Erfahrungsbereich gelangen. Ich akzeptiere meinen idealen Gefährten / meine ideale Gefährtin jetzt und ich danke für die perfekte Antwort. → Dr. Joseph Murphy

Nachdem alles so eingetroffen ist, habe ich gleich ein eigenes neues Gebet für mich entwickelt.
Ein Gebet soll auch mal geändert werden und danken sie dafür das ihr vorheriges Gebet erhört wurde.
Hier ist nun mein eigenes Gebet.

Gebet für Silke, mich und unseren geplanten Kinder

Engel, ich bin dabei Silke und mir ein neues Leben aufzubauen. Bitte helft Silke und mir, dass wir finanziell immer ohne Sorgen sind, dass wir gesundheitlich ohne Probleme und unsere Kinder gesund und intelligent sind und uns wenig Sorgen bereiten.
Ich bitte auch darum, dass Silke und ich beruflich sehr guten Erfolg haben, wir auch viel Zeit miteinander und füreinander haben.
Ich bitte darum, dass wir immer alle notwendigen Versicherungen leicht und locker bezahlen. Desweiteren bitte ich darum, dass die Liebe zwischen Silke und mir sowie zu unseren Kindern sehr stark ist und das Ihr Engel die Erlaubnis habt uns immer bei allen Dingen zum positiven zu verhelfen.
Danke und Amen.

Uwe Arning

So wie ich jetzt ein Gebet für mich geschrieben habe, so können Sie auch eins für sich selber schreiben.
Wie bei den Sanjeevinis ist es auch hier wichtig, dass Ihr Gebet zum Nutzen Aller ist und aus tiefstem Herzen kommt.
Machen Sie sich Ihr eigenes Gebet, denn es hat oft mehr Kraft, als wenn Sie ein Gebet aus der Kirche nachsprechen.

Ich möchte ihnen gerne noch ein paar andere Gebete vorstellen, welche Sie ebenfalls benutzen können.

Gebet für die finanzielle Sicherheit

Lieber Gott,
ich weiß, dass du die Quelle allem Guten bist und dass du in jeder Hinsicht für mich sorgst. Bitte hilf mir, mich von den Ängsten zu befreien die mich daran hindern, deine Gaben zu empfangen. Bitte

hilf mir Frieden, Dankbarkeit und finanzielle Sicherheit zu erfahren. Bestärke mich in dem Glauben, dass ich das Kind bin, dem du große Segnungen zuteil werden lässt. Ich öffne mich jetzt für die göttliche Führung die mich zur rechten Zeit zu den Situationen, Menschen und Gelegenheiten lenkt, die Teil deines Planes für meine finanzielle Sicherheit sind. Ich sehe nun mich selbst und alle anderen Menschen finanziell abgesichert. Mein
Herz fließt über vor Dankbarkeit und Freude angesichts des reichen Universums das du erschaffen hast.

Danke und Amen.

Doreen Virtue

Ich erfahre jetzt perfekte Gesundheit, üppigen Wohlstand und vollkommenes, höchstes Glück.

Dies ist wahr, denn die Welt ist voller charmanter Menschen, die mir jetzt auf jede Weise liebevoll helfen!

Ich lebe jetzt ein köstliches, interessantes und befriedigendes Leben auf äußerst nützliche Weise.

Wegen meiner eigenen Gesundheit, meines Reichtums und Glücks bin ich jetzt in der Lage, Anderen dabei behilflich zu sein, ein schönes, interessantes und befriedigendes Leben in höchst nützlicher Art zu leben.

Mein Gutes – unser Gutes – ist Universal.

Danke und Amen.

Gebet für Familie und Kinder

Lieber Gott,

ich weiß, dass alle Mitglieder meiner Familie, ebenso wie ich selbst, Ihre eigenen Schutzengel haben. Ich bitte darum, dass diese Schutzengel uns dabei helfen, unsere Probleme und gegenseitigen Missverständnisse zu klären. Bitte helft uns, Zorn und Bitterkeit hinter uns zu lassen. Ich bitte darum, das alle Folgen unserer Fehler bereinigt, vergeben und vergessen werden. Bitte, lieber Gott hilf mir, mich von allen schlechten Meinungen und Vorurteilen zu befreien, die ich mir selbst und anderen gegenüber hege. Ich bitte darum, dass unsere Schutzengel uns Deine Inspiration und Führung klar übermitteln, im sicheren Wissen, dass Dein Wille uns Frieden bringt.

Danke und Amen.

Doreen Virtue

Lieber Gott,
bitte hilf mir, meine Kinder zu verstehen. Ich bitte Dich meine Kinder mit Liebe, Weisheit und Intelligenz zu erfüllen. Bitte hilf meinen Kindern dabei, die Auswirkungen ihres Verhaltens zu verstehen und Verantwortungsgefühl zu entwickeln. Ich bitte Dich, meine Kinder sicher zu führen, damit sie intelligente Entscheidungen treffen, die auf Liebe, nicht auf Angst beruhen.
Ich bitte darum, dass der Erzengel Michael meine Kinder von allen Komplexen und inneren Blockaden befreit, die Ihrem Glück im Wege stehen.
Bitte helft uns eine liebevolle und nahe Beziehung mit Respekt und Achtung voreinander aufzubauen.
Danke und Amen.

Doreen Virtue

Diese Gebete sind sehr kraftvoll. Wie ich bei allen anderen schon gesagt habe:
Versucht es einfach. Was habt Ihr zu verlieren, Ihr könnt doch nur gewinnen.
Und für diejenigen, welche überhaupt nichts mit dem Beten anfangen können, habe ich auch eine Energieformel.

Energieformel

Ich Uwe Arning (Ihren Namen hier einsetzen),
stehe durch Gott mitten im energetischen Kraftfeld des Kosmos und habe die ganze Kraft der Evolution in mir.
Mein Geist und mein Körper sind angefüllt mit konzentrierter, positiver, kosmischer Energie.

Diese Energie durchströmt meinen Geist und meinen Körper.
Durch diese Energie bin ich gesund und
psychisch stark und erhalte täglich neue Kraft.
Mit jedem Atemzug tanke ich Gesundheit und
Energie aus dem Licht der Sonne und aus den
Tiefen des Weltalls.
Das Universum schützt mich und bringt
Reichtum und Überfluss in mein Leben.
Es liefert in jedem Augenblick die Energie für
meine Gesundheit und lenkt den Fluss des
Geldes auf mich.
Mein Verstand und mein Unterbewusstsein haben alle Worte ver-
standen und akzeptiert. Sie entsprechen der Wahrheit.

Diese Energieformel können Sie sich jeden Morgen leise aufsagen
oder auch ablesen. Mit der Zeit können Sie es auswendig.
Was aber noch mehr Erfolg bringt ist, wenn Sie diese Energieformel fünf bis fünfzehn mal aufschreiben und mit dem Abschluss-
satz:
<< Mein Verstand und mein Unterbewusstsein haben alle Worte
verstanden und akzeptiert. Sie entsprechen der Wahrheit >>
enden lassen.
Öfter wäre zwar noch besser, doch Sie müssen auch die Zeit finden.
Wenn Sie sich jeden Tag zwischen 15 und 30 Minuten dafür Zeit
nehmen, wird es in Ihrem Leben automatisch immer besser und
schöner. Wo ich jetzt gerade diese Zeilen schreibe, habe ich für
mich beschlossen, diese Energieformel wieder für mich zu verwenden. Es ist schon irgendwie komisch, wenn es einem gut geht
vergisst man oft weiter an sich zu arbeiten.

Ich bin froh, dass ich dieses Buch schreibe, denn so kann ich Ihnen helfen und ich werde wieder an Sachen erinnert, welche in Vergessenheit geraten sind.

Auch die Engel helfen

Bei dieser Überschrift werden Sie vielleicht die Nase rümpfen und sagen << Ja ja, jetzt will der uns hier auch noch was von Engeln erzählen .>>
Sie haben recht. Ich habe sie sogar gebeten mir bei diesem Buch zu helfen und dass haben sie auch. Sie sind die direkte Verbindung zu Gott. Und was echt super ist, Sie können und dürfen Sie um alles bitten. Selbst wenn Sie nur einen freien Parkplatz brauchen.
Es ist sogar so, dass die Engel darauf warten, dass Sie sie um etwas bitten, denn die Engel dürfen Sie nur unterstützen, wenn sie ausdrücklich darum gebeten werden. Ausnahmen sind
Gefahrensituationen, hier dürfen sie auch ohne Ihr bitten eingreifen.
Leider ist es heutzutage aber verpönt und lächerlich an Engel zu glauben, genau wie das Beten. Sie müssen es doch keinem sagen, dass Sie Beten oder an die Existenz von Engel glauben, wenn Sie das Gefühl oder die Angst haben, für die Anderen als Spinner oder Außenseiter dazustehen. Aber Sie werden sich wundern, wie viele Menschen beten und an Engel glauben. Die Meisten geben es nicht zu. Es ist ja schon bei kleinen, belanglosen Dingen im Leben so. Zum Beispiel behaupten viele, sie würden diese oder jene Sendung im Fernsehen nicht schauen, weil sie Angst haben, Ihre Freunde und Bekannten würden Sie auslachen oder über Sie lästern. Und trotzdem wissen alle Bescheid, was in der Sendung

gewesen ist. Ich finde es immer lustig. Keiner will es gesehen haben, aber alle wissen Bescheid. Genauso verhält es sich mit den Engeln und dem Beten. Viele fangen erst an zu Beten oder die Engel um Hilfe zu bitten, wenn sie in Gefahr sind oder im Sterben liegen. Aber ehrlich, muss es denn erst dann sein?

Sie brauchen weder ein Medium oder Hellseher sein, um mit Engeln zu sprechen und zu arbeiten. Den meisten Menschen sind vermutlich unbewusst schon Engel begegnet oder haben gespürt, dass zum Beispiel in einem Raum eine sehr hohe Energie herrscht. Sind Sie schon mal in einen Raum oder ein Zimmer gegangen, wo ein paar Menschen waren und Sie haben gespürt, was hier für eine negative Energie / Stimmung war? Sehr wahrscheinlich.

Diese schlechte Stimmung zeigt deutlich an, dass die meisten Engel sich aus diesem Raum zurückgezogen haben. Wäre jetzt eine Person dabei, die an Engel glaubt, welche die Engel nun bitten würde diese schlechte Stimmung aufzulösen, würde dies geschehen. Es könnte dann so sein, dass die Personen auf einmal weg müssten oder einer wechselt das Thema zum Positiven. Fangen Sie an mit den Engeln zu sprechen. Sie müssen das nicht laut machen, sondern können es auch in Gedanken machen. Wie im Kapitel << Bereit sein für die Antwort >>, so ist es auch hier, das Antworten nicht immer direkt erfolgen. Das kann auch über unterschiedliche Zeichen und Symbole geschehen. In diesem Zusammenhang ist vielleicht das Zahlenbuch der Engel von Doreen Virtue für den Einstieg recht gut.

Die Engel können auch Liebe und Freude täglich in Ihr Leben bringen. Ich mache es auch täglich. Privat oder als Therapeut kommen sie zu mir bzw. viele sind ständig da, weil ich sie darum gebeten habe. Wie bei allen Anregungen, die ich bisher gegeben habe, sage ich << versuchen Sie es doch einfach >>, es kostet Sie

kein Geld, nur Vertrauen und Glauben. Sie können also nur gewinnen.

Geld und Krankheit

Das Thema Geld gehört natürlich auch in dieses Buch. Ich habe es
ja auch schon bei den Klopfthemen erwähnt.
Ein Mangel an Geld kann auch krank machen, gerade wenn der
Schuldenberg drückt und es anscheinend keinen Ausweg gibt.
Auch hier ist es wichtig, das Sie Ihre Einstellung ändern.
(Geldmangel ist auch eine Art Krankheit)
Geben Sie nicht Anderen die Schuld für Ihre jetzige Situation
bzw. Lage.
Jetzt kommt bestimmt von Einigen, << dass ist aber so, dass ist
nicht meine Schuld.>> Dazu muss ich zu hundert Prozent
<< Nein >> sagen.
Ändern Sie auch Ihre Glaubenssätze über Geld.
Sätze wie zum Beispiel:

- Geld ist dreckig
- Geld verdirbt den Charakter
- Blöder Euro

Immer wenn Sie zu sich sagen << das ist aber so >> handelt es
sich um einen Glaubenssatz.
Solche negativen Sätze sollten der Vergangenheit angehören.
Stellen Sie sich zum Beispiel vor, Ihr bester Freund oder Ihre beste Freundin würde ständig sagen << Dummer ....(Ihren Namen
einsetzen).>> Es würde Ihnen vermutlich irgendwann zu viel
werden und die Freundschaft wäre dahin.

Mit dem Geld verhält es sich ähnlich. Warum soll das Geld zu Ihnen kommen, wenn Sie es beschimpfen. Hören Sie auf über Ihre schlechte finanzielle Lage zu klagen und auch ständig darüber zu sprechen. Durch dieses Verhalten ist ihr Unterbewusstsein bestrebt, dass was Sie aussprechen zu verwirklichen. Blicken Sie stattdessen auf und danken Sie für das, was Sie zum Ausgeben haben. Geben Sie es gerne aus und segnen Sie es. Bejahen Sie << Dies ist Gottes / Universeller Reichtum und ich gebe es mit Weisheit und Freude aus.>> Vielleicht ist es hier angebracht, das Beispiel einer bescheidenen Hausfrau zu bringen, die immer << aufzuschauen >> pflegt und das Geld in ihrem Portemonnaie einfach ausgibt. Und sie bekommt alles was sie braucht, auf wundersame Weise. Hier ist Auszug aus dem Buch << Die dynamischen Gesetze des Reichtums >> von Catherine Ponder.

<< Vor ein paar Jahren begann die Hausfrau, sich für die Verschönerung der Kirche zu interessieren, für die Frau Ponder damals arbeitete. Unauffällig kam sie zu Catherine und machte ihr verschiedene Verbesserungsvorschläge und sie versicherte, sie habe „private Mittel", um das bewerkstelligen zu können. Monate später erfuhr Frau Ponder, das ihre „privaten Mittel" ihr eigenes Haushaltsgeld war, das sie großzügig für einige Verschönerungsaktionen in der Kirche einsetzte. Auf diese Weise setzte sie das, was sie hatte, mit einem reichen Segen ein. Und indem sie weiterhin „aufschaute", konnte sie dennoch allen Bedürfnissen ihrer Familie gerecht werden. Neue Versorgungskanäle öffneten sich vor ihr und ihrem Mann auf unerwartete Weise, so dass sie schließlich zum erstenmal in ihrem Leben eine Haushaltshilfe engagieren konnte, einen Wagen geschenkt bekam und über eigenes Taschengeld verfügte.
Was aber die Verschönerung an der Kirche betraf, so wirkte hier das „Schneeballsystem" – viele reiche Gaben folgten - , und das

alles nur, weil eine Hausfrau den Mut hatte, ruhig „aufzublicken"
und die vorhandene Substanz kühn, furchtlos und reichlich zu
geben – auch wenn das Vorhandene ihr eigenes Wirtschaftsgeld
war.>>

Es ist doch faszinierend, wenn Sie bedenken, was für einen Glauben die Frau an das Reichtumsgesetz, des Freiraum-Schaffens hatte.
Sie brauchen das nicht zu glauben, aber diese Geschichte ist wahr.
Es ist ein sehr schönes Beispiel, wie es einem ergehen kann, wenn man nicht klagt, über das was man hat. Von Catherine habe ich auch hier etwas mit Erfolg getestet. Fangen Sie an, von Geld größer Form zu denken. Wenn Sie Geld in der Hand haben, dann denken Sie sich, dass Sie immer das Zehnfache haben. Egal ob es sich hier um Einkommen, Ausgaben oder auch Rechnungen handelt. Ebenso verfahren Sie mit Ihrer Brieftasche und Ihrem Bankkonto. Es handelt sich hier um eine Technik Geld zu vermehren. Schauen Sie jetzt in Ihr Portemonnaie. Vielleicht haben Sie 10 Euro drin. Sagen Sie nun folgenden Satz,
<< Ich danke dafür, dass diese 10 Euro ein Symbol sind für die unerschöpfliche Substanz des Universums, ich danke dafür, dass die zehnfache Summe oder 100 Euro jetzt auf dem Weg zu mir sind und sich schnell und in vollkommener Weise manifestieren .>>Verzehnfachen Sie jede Zahl, welche kommt und erwarten Sie diese Summe die nun zu Ihnen kommt. Sie können sich auch das Hundertfache oder Tausendfache vorstellen, jedoch ist das Zehnfache für Ihr Unterbewusstsein leichter zu akzeptieren. Mein erster Erfolg war, als ich diese Zeilen las, mit 2 Euro die in meiner Brieftasche waren. Diese 2 Euro gab ich meinem Schwager, um zum Grillen etwas bei zu steuern. Ich machte also aus den 2 Euro gedanklich 20 Euro. 3 Tage später erhielt meine Frau eine Rückzahlung von einer Versicherung, womit wir nicht gerechnet

haben. Es waren 40 Euro und damit genau 20 Euro für jeden. Das ist doch irre, oder?

So bin ich nun mit allen Rechnungen, Ausgaben, Konten usw. fortgefahren. Heute habe ich mehr Geld als genug und kann so auch anderen helfen, da ich diese Technik heute noch anwende und Sie von nun an auch. So habe ich auch diese Buch leicht und locker finanzieren können.

Für die Menschen, die wie ich, gerne mit Affirmationen arbeiten, habe ich hier noch ein paar Beispiele.

→ Ich habe so viel Geld, das ich leicht und locker von den Zinsen leben kann ←, Napoleon Hill.

→ Ich werde jeden Tag in jeder Beziehung reicher und reicher ←, Napoleon Hill.

→ Es geht mir von jedem Tag in jeder Beziehung besser ←, Napoleon Hill.

→ Ich fühle mich gesund; Ich fühle mich glücklich; Ich fühle mich großartig. ←, Napoleon Hill.

→ Geld ist in meinem Leben immer im Umlauf, und es ist darüber hinaus immer noch ein Überschuss vorhanden ←, Joseph Murphy.

→ Mein Reichtum und meine Weisheit wachsen Tag für Tag ←, Joseph Murphy.

→ Mein Reichtum wächst, blüht und gedeiht ←, Joseph Murphy.

Vor dem Einschlafen können Sie folgende Formel zu sich sagen,

<< Die über alles stehende Gegenwart Gottes, die die Planeten auf ihrer Bahn leiten und die Sonne aufgehen lässt, wacht über all meinen Besitz, mein Heim, mein Geschäft und alles was mein ist. Gott ist meine Burg. All mein Besitz ist bei Gott sicher aufgehoben. Es ist wunderbar.

oder,

<< Jetzt werde ich in Frieden schlafen. Ich habe die Sorgen um diese Angelegenheit der göttlichen Weisheit in meinem Inneren

anvertraut. Sie allein weiß die Lösung. Wenn die Sonne morgen aufgeht, werde ich mit der Lösung aufwachen. Ich weiß, dass der Sonnenaufgang immer sein wird.

Sie können es, wenn Sie nur glauben, dass Sie es können.

Reiki

Warum ich in diesem Buch Reiki erwähne? Ganz einfach, ich praktiziere es. Aber vor allem ist es ebenfalls eine Methode, welche Sie leicht erlernen können. Hier bedarf es im allgemeinen ein Wochenende, um mit Reiki für sich und mit seiner Familie zu arbeiten.
Jetzt werde ich Ihnen natürlich sagen, was Reiki bedeutet.
Rei → bedeutet << universal >> und bezieht sich auf die Ebenen des Geistes und der Seele.
Ki → ist die Lebensenergie, die in allem Lebendigen fließt.
Dieses japanische Wort hat zusammen die Bedeutung:
<< Universelle Lebensenergie.>> Reiki – Energie ist nicht dual, sondern << ganzheitlich.>> Es ist deshalb in sich weder positiv noch negativ, sondern beides zusammen. Reiki ist also
<< universelle >> Energie und kann deshalb gefahrlos immer und überall angewandt werden. Es bringt die Qualität der Bedingungslosigkeit – im Gegensatz zur Bedingtheit – zum Ausdruck. Universell heißt << allen Zwecken, Bedingungen oder Situationen angemessen oder gemeinsam.>> Es ist Teil des
Kosmischen. Reiki ist die Kunst und Wissenschaft, natürliche universelle Lebenskraft zu aktivieren, zu lenken und anzuwenden, um Ausgewogenheiten der Energien, Heilung und Ganzheit zu fördern, um Störungen vorzubeugen und in jedem Lebensalter Wohlbefinden zu erhalten. Reiki ist eine sehr wirkungsvolle Selbsthilfe und wie bereits gesagt, für Jedermann auch für Kinder,

leicht zu erlernen. Reiki ist die alte Kunst des Handauflegen und eine äußerst angenehme, ganzheitliche Heilmethode. Es passt sich dem natürlichen Bedarf des Empfängers an und fördert die Selbstheilung. Es gleicht den Energiehaushalt aus, löst Blockaden und fördert vollkommene Entspannung. Reiki wirkt auf allen E-benen, der körperlichen, der geistigen, der emotionalen und der seelischen Ebene. Hierdurch wird Körper und Geist vitalisiert und stellt die seelische Harmonie sowie das geistige Wohlbefinden wieder her.

Ich habe jetzt alle unterschiedlichen Heilmethoden beschrieben, welche ich erlernt habe, die ich für mich und andere anwende. Diese Techniken haben zu meiner körperlichen, geistigen, seelischen und psychischen Genesung auf vollkommene Weise beigetragen.

Das nächste Kapitel ist der Abschluss meines Buches. Dieses ist aber auch eines der Wichtigsten. Deswegen nenne ich es << Das wichtigste Gesetz im Leben.>>

Das wichtigste Gesetz im Leben

Diese Überschrift habe ich gewählt, weil es das Gesetz der Gesetze ist. Es bestimmt in jeden Augenblick in Ihrem Leben, jede Ein-
zelheit, der Sie in Ihrem Leben begegnen. Dieses Gesetz bestimmt
die Ordnung im Universum. Es spielt keine Rolle, ob Sie arm oder
reich, dunkel oder hellhäutig, jung oder alt sind.
Dieses Gesetz ist << Das Gesetz der Anziehung.>> Es wird von
jedem angewendet, meist jedoch unbewusst. Das Gesetz der Anziehung entsteht durch Ihre Gedanken. Genau Sie sind es, die das
Gesetz in Gang setzen. Es ist das gewaltigste Gesetz im Universum. Reiche Menschen, sowie auch die armen Menschen machen
davon Gebrauch. Sie machen dies bewusst, meist jedoch wie gesagt unbewusst. Bei den reichen Menschen drehen sich alle Gedanken um Fülle, Wohlstand und Reichtum. Etwas anderes
lassen sie auch nicht zu. Das erkennen Sie vor allem daran, das
eine Person, welche zu großen Reichtum gekommen ist und durch
zum Beispiel eine Katastrophe alles verloren hat, nach kurzer Zeit
wieder vermögend ist. Viele die das jetzt lesen sagen vielleicht
<< Toll, was bringt mir das.>> Ich will damit sagen, ändern Sie
Ihr Denken. Das ist das eigentliche Geheimnis, dass was Sie über
längere Zeit denken und worauf Sie Ihren Fokus richten, wird
unweigerlich eintreten. Das habe ich auch schon in diesem Buch
geschrieben, dass was Sie glauben wird zur Realität. Wenn Sie
ständig an Schulden denken, wird das Gesetz der Anziehung wir-
ken. Das Universum wird dafür sorgen und alles tun, dass das was
Sie denken auch wahr wird. Es wird Ihnen Schulden geben. Wenn
Sie denken und sagen, << ich will abnehmen >>, dann wird das
Unterbewusstsein über das Universum mit aller Macht versuchen,
diesen Satz für Sie zu erfüllen. Es wird immer dafür sorgen, das
Sie in Ihrem Leben abnehmen müssen. Jetzt haben Sie die Möglichkeit ihre Gedanken positiv auszurichten. Sie wissen

nun, dass es an Ihrem Denken liegt. Machen Sie sich positive Affirmationen.

Und was machen Sie mit den alten, negativen Glaubenssätzen und Gedanken? Nutzen Sie die Meridian – Energie – Techniken und beklopfen diese negativen Gedanken oder Glaubenssätze. In vielen Büchern steht immer, denken Sie positiv und sagen sich jeden täglich positive Affirmationen. Doch da sind aber die alten Negativen, welche noch sehr stark sind. Deshalb kann es sehr lange dauern bis die neuen Muster von Ihrem Unterbewusstsein akzeptiert werden. Dadurch haben viele oft frustriert aufgegeben. Ich gehörte auch dazu. Nun können Sie folgendes machen. Klopfen sie zum Beispiel:

→ Ich denke ständig an meine Schulden
→ Die Anderen sind an meiner Situation Schuld
→ Ich denke nur oder ständig an meine Krankheit / Schmerzen
→ Ich muss abnehmen

Wenn Sie jetzt Ihren negativen Satz geklopft haben, machen Sie sich einen positiven Satz. Achten Sie dabei auf die Formulierung und den genauen Wortlaut. Schreiben und sagen Sie nicht, << ich will keine Schulden mehr haben >>, weil dann bekommen Sie Schulden. Schreiben Sie richtig,
<< ich bin finanziell reich und wohlhabend.>>
Es ist sehr wichtig, den Satz bzw. die Affirmation so zu formulieren, als sei Ihr Ziel schon erreicht. Für Ihr Körpergewicht sagen oder schreiben Sie zum Beispiel statt << ich will abnehmen >>, in Zukunft << ich wiege _____ kg (tragen Sie Ihr Zielgewicht ein.) Nun können Sie noch alle Sätze klopfen, welche Sie am Erreichen Ihres Ziels hindern würden. Und Sie haben in diesem Buch bei den Klopfthemen das erstes Thema << Abnehmen >>, das Sie ebenfalls durchklopfen sollten.

Ich denke Sie haben verstanden, wie Sie es machen sollen. Wenn Sie denken, bei mir geht das nicht oder klappt das nicht, dann werden Sie recht behalten und keinen Erfolg haben. Sie sind das im Leben geworden, was Sie bisher gedacht haben. Ihre Gedanken sind der stärkste Magnet, das Gesetz der Anziehung besagt hier << Gleiches zieht Gleiches an.>> Mit Ihren Gedanken ziehen Sie genau das in Ihr Leben an, was Sie denken. Stellen Sie Ihre gedankliche Frequenz um. Wenn Sie einen Radiosender hören, der Ihnen nicht gefällt, dann drehen Sie am Rädchen und Sie haben eine neue Frequenz mit vermutlich Ihrem Lieblingssender. So müssen Sie sich das vorstellen. Also fangen Sie an, ihr Leben neu zu schreiben. Sie sind für Ihre Zukunft verantwortlich und Ihr eigener Autor. Fühlen Sie sich glücklich, schauen Sie lustige Filme. Fragen Sie sich, worüber würde ich mich freuen und dann denken Sie, als wenn es so ist. Mit diesem Buch haben Sie ein Werkzeug in der Hand, womit Sie Ihr Leben finanziell, gesundheitlich und beziehungstechnisch zu kreieren, wie Sie es sich wünschen. Geben Sie Ihre Ziele, Wünsche und Träume nie auf, nur weil Ihre Mitmenschen es Ihnen vielleicht ausreden wollen oder nicht zutrauen.

Dies ist das Ende meines ersten Buches, ich freue mich über jedes Feedback. Haben Sie Probleme, mein Geschriebenes umzusetzen, stehe ich gerne für Fragen zur Verfügung. Meine Antwort kann aber dauern, da ich jede Post beantworten werde. Sie können auch mit einem MET-Therapeuten oder EFT-Therapeuten Kontakt aufnehmen, um Ihre negativen Erlebnisse und Gedanken auflösen zu lassen. Ich danke Ihnen, das Sie mein Buch gekauft und gelesen haben. Ich hoffe, das mein Wunsch, Ihnen neue Hoffnung und Lebensenergie zu geben, in Erfüllung geht.

Vielen Dank !!!

Ihr

Uwe Arning

Zum Abschluss meines Buches
möchte ich Ihnen folgendes sagen:
Wenn wir oder Sie darauf warten, bis
alles wissenschaftlich erklärt ist, haben
Sie vielleicht Ihre Chance verpasst.
Deshalb gebe ich Ihnen den Rat und
den Tipp:
Finden Sie heraus, was für Sie gut ist
und was Sie für sich tun können. Jeder
Weg fängt mit dem ersten Schritt an.
Sie sind verantwortlich, was Sie aus Ih-
rer Zukunft machen!

Adressen

Uwe Arning
Praxis für energetische Anwendungen
Kleiner Sand 12
25436 Uetersen
Email: arning_met@yahoo.de
Internet: www.arning-met.de

MET- Zentrum
Franke^2 Die Akademie S.L.
07620 Llucmajor, Carrer de la Marina 104
Internet: www.Franke-met.de

Sai Sanjeevini Foundation
Zeller Bundesstraße 4, A-5760 Saalfelden
Email: centrum@saisanjeevini.com
Internet: www.Saisanjeevini.com

PRISMA – Gesundheitsstudio
Körper und Geist trainieren
Seminarstr. 79 – 81
25436 Uetersen
Email: petzold@prisma-uetersen.de
Internet: www.prisma-uetersen.de

Christiane Kleinwort, Heilpraktikerin
(arbeitet mit Sanjeevinis)
Weidenstieg 26
25492 Heist
Internet: www.naturheilpraxis-heist.de

Edel's Steine Laden
Edeltraut Martens
Wilhelmstr. 52
25436 Tornesch
Tel: 04122/56502

Aktivplus Fitnessclub
Dein Fitnessclub mit Herz,
um etwas für seinen Körper und Geist zu tun
Treibweg 17b
25813 Husum
Email: info@aktivplus-fitness.de
Internet: www.aktivplus-fitness.de

Literaturhinweise

Rainer Franke und Ingrid Schlieske
Klopfen Sie sich frei, Tutzing 2004 (Zu diesem Buch gibt es auch eine DVD)

Rainer und Regina Franke
Sorgenfrei in Minuten, München 2005

Rainer und Regina Franke
MET für ein Leben voller Kraft und Zuversicht, München 2006

Rainer und Regina Franke
Ab sofort Nichtraucher, München 2007

Roger J. Callahan
Den Spuk beenden, Kirchzarten bei Freiburg 2001

John Diamand
Die heilende Kraft der Emotionen, Kirchzarten bei Freiburg 2001

Dr. Joseph Murphy
Das Erfolgsbuch, Berlin 2004

Catherine Ponder
Bete und werde Reich, München 1981

Catherine Ponder
Die dynamischen Gesetze des Reichtums, München 1992

Sanaya Roman und Duane Packer
Kreativ Reichtum schaffen, Berlin 2004